疼痛预防与康复丛书

总主编　王锡友　曹克刚

牙痛
——嘴巴里的疼痛全揭秘

孟薇　林宝山　著
孟薇　绘图

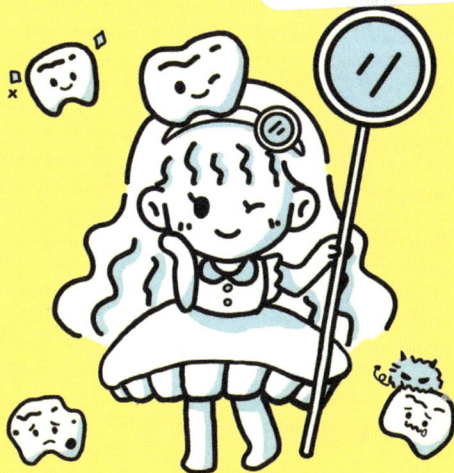

中国健康传媒集团·北京
中国医药科技出版社

内 容 提 要

本书是"疼痛预防与康复丛书"之一。本书梳理了临床上大家普遍关注的口腔科问题，用简洁、通俗的语言，以趣味漫画的形式讲述了牙的解剖结构和牙痛、牙敏感、牙隐裂、牙髓炎、根尖炎、智齿、口腔正畸疼痛、口腔镶牙、口腔溃疡、颞下颌关节紊乱等 10 个口腔科问题。本书旨在客观全面地介绍口腔科疾病的相关知识，适合基层医生、口腔科患者及其家属阅读学习。

图书在版编目（CIP）数据

牙痛：嘴巴里的疼痛全揭秘 / 孟薇，林宝山著 .

北京：中国医药科技出版社，2025.7. -- (疼痛预防与康复丛书). -- ISBN 978-7-5214-5349-2

Ⅰ . R781

中国国家版本馆 CIP 数据核字第 2025U0W498 号

美术编辑　陈君杞
版式设计　也　在

出版　**中国健康传媒集团** | 中国医药科技出版社
地址　北京市海淀区文慧园北路甲 22 号
邮编　100082
电话　发行：010-62227427　邮购：010-62236938
网址　www.cmstp.com
规格　880×1230mm $^1/_{32}$
印张　4 $^1/_8$
字数　101 千字
版次　2025 年 7 月第 1 版
印次　2025 年 7 月第 1 次印刷
印刷　天津市银博印刷集团有限公司
经销　全国各地新华书店
书号　ISBN 978-7-5214-5349-2
定价　**35.00 元**

获取新书信息、投稿、为图书纠错，请扫码联系我们。

总主编简介

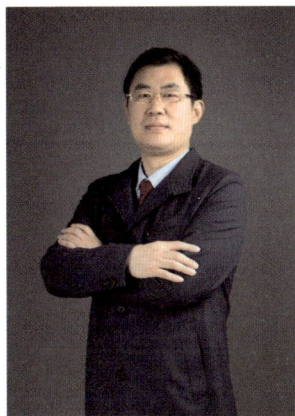

王锡友

北京中医药大学东直门医院推拿疼痛科主任，主任医师，硕士生导师，臧福科教授全国名老中医工作室继承人，北京中医药"薪火传承 3+3 工程"孙呈祥教授名医工作室继承人。现任中华中医药学会疼痛学分会副主任委员兼秘书长，中华中医药学会小儿推拿外治分会常务委员，中国民族医药学会推拿分会副主任委员，中国中医药信息学会治未病分会副主任委员，中国中药协会中医药适宜技术专业委员会常务委员，北京中医药学会疼痛专业委员会主任委员，北京市中西医结合学会宫廷正骨学术研究专业委员会副主任委员，北京医师协会疼痛专科医师分会常务理事，北京中医药学会按摩专业委员会副主任委员。现任《中国医药导报》杂志编委，《北京中医药》杂志审稿专家，《中国民间疗法》杂志编委。

总主编简介

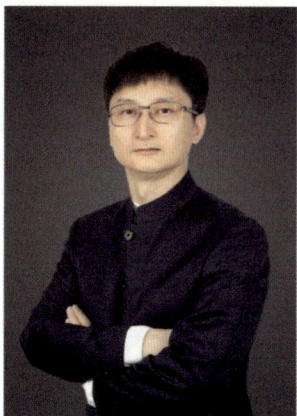

曹克刚

　　北京中医药大学博士研究生导师，博士后合作导师，北京中医药大学东直门医院中医脑病主任医师。北京市科技新星，全国优秀中医临床人才，首都中青年名中医，国家中医药管理局"青年岐黄学者"，北京中医药新时代125工程领军人才。长期从事中医药防治中风、头痛等脑系疾病的临床与基础研究。现任中国农村卫生协会中医药专业委员会副主任委员兼秘书长，世界中医药学会联合会脑病专业委员会副秘书长，中华中医药学会脑病分会常委，中华中医药学会信息学分会副秘书长，承担国家科技重大专项、国家重点研发计划、国家自然科学基金和国家科技支撑计划等多项国家级课题。

作者简介

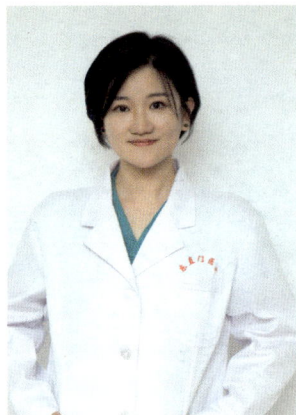

孟　薇

　　主治医师，自 2006 年起就职于北京中医药大学东直门医院口腔科。毕业于首都医科大学口腔正畸学专业，获硕士学位。在临床工作中积累了丰富的口腔疾病诊疗经验，擅长口腔内科学、外科学、修复学和正畸学领域。发表了《三维设计打印牙齿舌面背板的间接粘接转移装置准确性的研究》《舌侧直丝矫治技术治疗安氏 III 类错殆畸形的效果》《中西医结合治疗糜烂型口腔扁平苔藓 60 例》等专业学术文章，研究成果对口腔技术的发展具有参考价值。

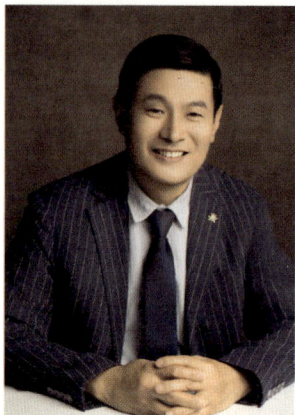

作者简介

林宝山

　　北京中医药大学东直门医院口腔科主任，副主任医师。毕业于北京大学口腔医学院，长期从事口腔疾病治疗、教学工作。长期致力于高龄老人全口义齿修复、活动 - 固定联合义齿修复、口腔美容修复及种植牙的临床与研究工作。研制的咀嚼模拟疲劳试验机获得国家专利，应用于多种口腔材料、方案的耐久性研究。现任中华中医药学会疼痛分会常委、中华口腔医学会中西医结合专委会委员，中华老年与老年医学学会保健康复分会委员、北京口腔医学会美学专委会委员等社会职务。

丛书编委会

序

　　疼痛，这个看似平常却影响深远的感受，正悄然侵蚀着千万人的生活质量。头痛欲裂、颈肩僵硬、腰背酸痛、神经刺痛……这些挥之不去的困扰，让简单的日常活动变得艰难，让原本的活力与笑容蒙上阴影。特别是在当下这个时代，生活节奏快、工作压力大，再加上我们国家人口老龄化趋势明显，疼痛问题越来越普遍，也越来越复杂。很多人对疼痛的认识存在误区：要么觉得"忍忍就过去了"，结果小痛拖成大病；要么过度恐慌，病急乱投医。这都反映出，我们太需要科学、系统、实用的疼痛知识普及了！

　　正因如此，当我看到这套凝聚了国内疼痛领域众多顶尖专家心血的《疼痛预防与康复丛书》时，感到由衷的欣慰和振奋。它的出版，恰逢其时，意义重大。

　　第一，这套丛书"接地气"，解决的是老百姓最常遇到的"痛点"。它没有好高骛远，而是精准聚焦在偏头痛、三叉神经痛、肩臂痛、腰背痛等最常见也最让人烦恼的疼痛问题上。这些都是我们临床工作中天天碰到，患者反复诉说的痛苦来源。丛书针对这些问题，把深奥的医学知识掰开了、揉碎了，用大家都能听懂的语言讲清楚：疼痛是怎么来的？有什么规律？日常生活中哪些习惯容易诱发？核心目标就是帮助大家"识痛""懂痛"，不再稀里糊涂地忍受。

第二，这套丛书真正抓住了疼痛防治的"牛鼻子"——"预防"与"康复"。丛书名《疼痛预防与康复丛书》就点明了精髓，不只是告诉大家病了怎么治，更强调"没痛时怎么防，有痛时怎么科学地康复"。书中提供了大量来自专家临床实践、切实可行的建议：从日常怎么坐、怎么站、怎么动，到如何识别疼痛风险、早期自己判断，再到疼痛发生后的家庭康复锻炼、减少复发的方法。这就像给大家配备了一套"健康工具箱"，让每个人都能在专业医疗之外，主动管理好自己的疼痛问题，从"被动挨打"变成"主动防御"。

第三，这套丛书架起了医患之间沟通的"桥梁"。疼痛的感受很主观，医生诊断治疗，非常依赖患者准确描述自己的情况。这套丛书普及了很多疼痛相关的医学术语和基本概念，帮助大家能更清晰、更准确地跟医生交流自己的不适。患者明白了，医生解释治疗方案也更容易，这样配合起来更顺畅，治疗效果自然更好。可以说，这套丛书是促进医患同心、共克疼痛的好帮手。

第四，这套丛书的编写团队阵容非常强大，由北京中医药大学东直门医院、中国医学科学院阜外医院等国内顶尖医疗机构的权威专家领衔。像王锡友教授、曹克刚教授等，都是各自领域的佼佼者，既有深厚的理论功底，又有极其丰富的临床经验。他们亲自执笔，确保了内容的科学性、权威性和实用性。书中的建议，不是纸上谈兵，而是经过千锤百炼的实战经验总结。

朋友们，健康是幸福生活的基础，而远离疼痛是健康的重要保障。普及疼痛防治知识，提升全民健康素养，是我们建设"健康中国"不可或缺的一环。这套《疼痛预防与康复丛书》，正是响应这一国家战略的具体行动。它不仅是饱受疼痛困扰者的"及时雨"，也是每个关爱自身和家人健康者的"枕边书"。愿这套丛书如同一盏明灯，照亮大家认识疼痛、管理疼痛的道路，帮助更多人摆脱疼痛的困扰，重拾无痛生活的自在与尊严，享受健康、充实、有品质的人生！

唐学章

中华中医药学会疼痛学分会主任委员

2025 年 5 月于北京

前　言

在现代社会的激流中，快节奏的生活、繁重的工作压力以及不可逆转的人口老龄化趋势，使得疼痛——这种无声而普遍的疾苦——正日益成为侵蚀大众健康、降低生活质量的显著威胁。偏头痛、三叉神经痛、肩臂痛、腰背痛……它们如同无形的枷锁，困扰着无数人的日常生活，消磨着生命的活力与尊严。疼痛远非简单的"不适感"，其背后隐藏着复杂的生理病理机制。然而，公众对疼痛的认知常陷入误区——或过度恐惧，或麻痹忽视。

为了系统性、科学性地普及疼痛预防与康复知识，回应社会日益增长的健康需求，助力公众掌握健康主动权，我们编写了这套《疼痛预防与康复丛书》。本丛书围绕当下最为常见、困扰人群最为广泛的疼痛问题，组织了具有较高学术素养和丰富临床诊疗经验的国内相关领域权威专家编写，从而确保了内容的科学性、实用性、前沿性与普及性的高度统一。

本丛书以问题为导向，覆盖核心痛症，突出"预防"与"康复"，重视"未痛先防"与"既痛能康"，运用深入浅出、通俗易懂的语言，系统阐释各类常见疼痛的病因、发病机制和发展规律，旨在为不同人群提供切实可行的预防策略和康复路径。从日常生活中的科学姿势、合理运动，到风险因素的识别与规避；从疼痛初起的自我评估、正确应对，到康复锻炼的实用技巧。本丛书力求引导公众走出认知误区，建立科学、理性的疼痛观，从疼痛的被动承受者转变为自身健康的积极管理者。

　　本丛书的出版得到了各分册主编的大力支持，凝聚了所有编委的心血与智慧。他们不仅是各自领域的学术翘楚和临床大家，更是怀揣医者仁心、积极投身健康科普事业的躬行者。我们谨向所有参与编写的专家致以最崇高的敬意与最诚挚的感谢，是他们的倾力奉献、严谨治学和对读者疾苦的深切共情，成就了这套丛书。

　　由于时间所限，丛书编写过程中难免有不足之处，期盼各位读者在阅读和使用过程中对丛书的不足提出宝贵意见，以便将来再版时不断完善。

编　者

2025 年 4 月

编写说明

命运总在不经意间埋下伏笔。当林宝山主任将口腔科普漫画的创作任务交给我时,我握着手术刀的手竟要执起画笔——这看似"荒诞的跨界",却意外开启了我人生最奇妙的创作冒险。

那时的我像个闯入漫画世界的新手,笨拙却炽热地构建着牙齿宇宙:爱管闲事的小牙仙守护着口腔城堡,憨厚的虎子哥总被蛀虫军团戏弄,每颗牙齿都被赋予鲜活的性格。白天构思跌宕起伏的牙科剧场,深夜伏案将医学知识编织成趣味剧本,我竟在科学严谨与艺术幻想间找到了绝妙的平衡点。那些拟人化的牙齿角色,也是医者仁心的另一种表达。

尘封数载的手稿如今重见天日,翻阅时仍忍俊不禁。当非专业的朋友们笑着说"原来智齿发炎是这样的""看完这些漫画都不怕看牙了",我知道那些熬红的双眼与画皱的稿纸都值得。这份稚嫩的作品像颗等待发芽的种子,终于在阳光雨露中破土——感谢林主任如伯乐般的信任,您推开的那扇跨界之门,让我发现白衣之下竟藏着彩色的艺术灵魂；感恩美术挚友手把手带我穿越光影与构图的迷雾，让医学知识在画笔下翩然起舞；更要向出版团队深鞠一躬，是你们将散落的珍珠串成了项链。

作为医学界的插画学徒，我深知笔触尚显生涩。但请相信，每幅漫画都浸透着从医二十载的温度：那些被牙痛折磨的深夜，那些因恐惧延误治疗的患者，都化作笔尖的赤诚。愿这些跃然纸上的牙齿小精灵，能让晦涩的医学知识化作会心一笑，让"预防胜于治疗"的理念如春风化雨。当您合上书页时，若能带着对牙齿的珍爱走进诊室，便是对这场跨界创作最美的加冕。

本书中的漫画在创作中深受陈磊、李点点老师的启发，向偶像致敬。漫画中部分技法汲取自前辈艺术精髓，经个人理解重组，旨在探索艺术与科学的融合。由于时间所限，书中难免存在疏漏和不足，恳请各位读者提出宝贵意见，以便日后修订完善。

孟薇
2025 年 3 月

目录

01 牙的解剖结构和牙痛

新一届武林大会，喵哥喜忧参半。

武林秘籍终于到手了，嘿嘿！

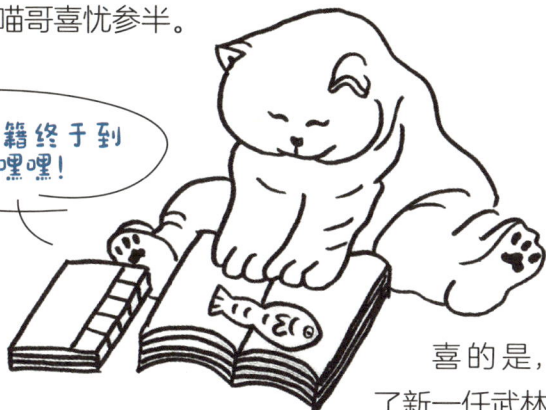

喜的是，当选了新一任武林盟主。

忧的是，庆功晚宴面对大餐彻底没办法。

世界上最遥远的距离，不是生与死，而是肉在你面前，你却牙痛～

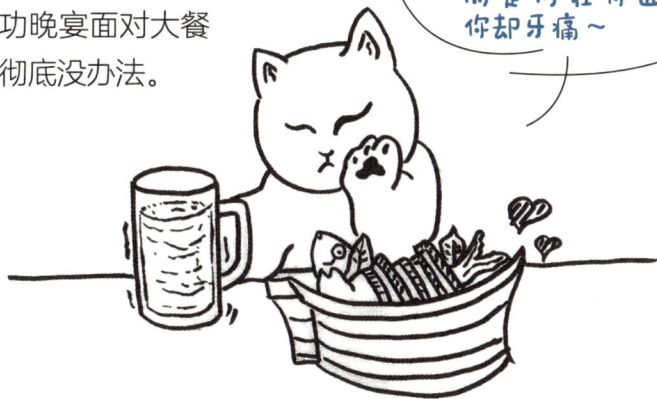

牙痛是怎么回事？

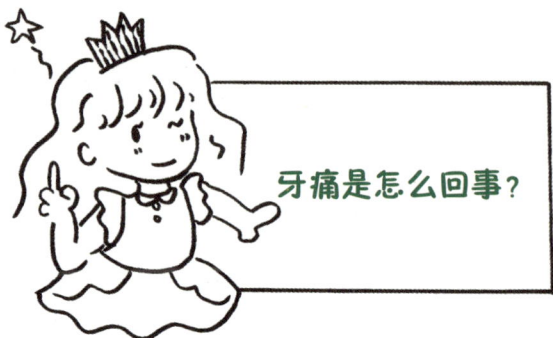

嘴里有很多牙齿，虽然长相不同，但结构是一样的。

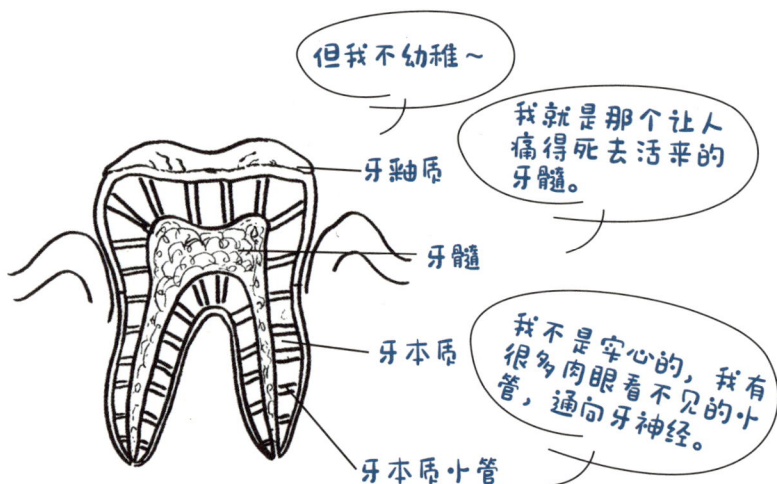

但我不幼稚～

我就是那个让人痛得死去活来的牙髓。

我不是实心的，我有很多肉眼看不见的小管，通向牙神经。

牙釉质

牙髓

牙本质

牙本质小管

牙齿像两组联排小别墅，上下分布在嘴里。

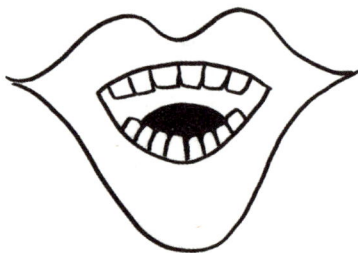

虽然外表坚强，但遇到细菌和糖（碳水化合物）这两样东西，时间一到，就要倒霉了。

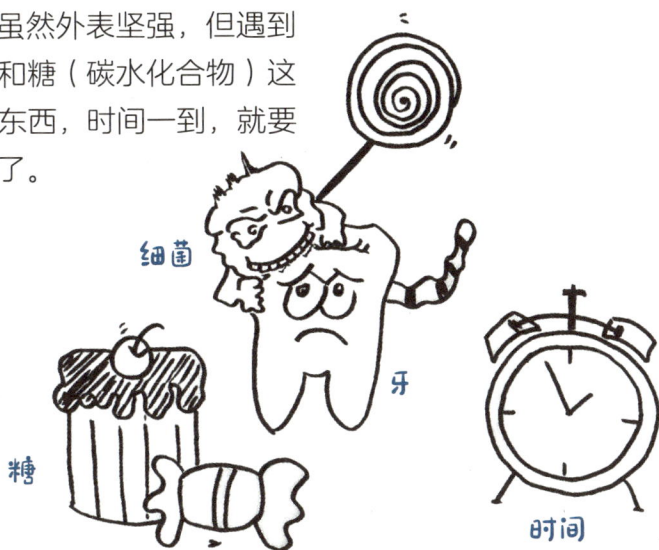

细菌

牙

糖

时间

牙齿龋坏的四联因素

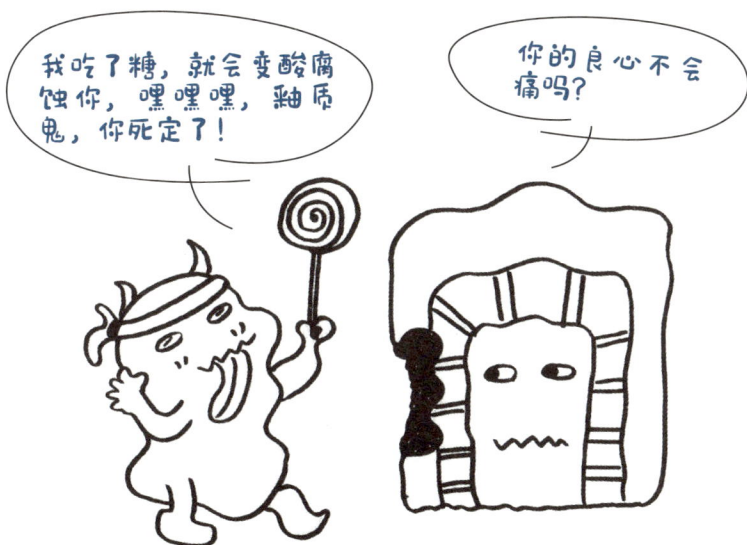

我吃了糖，就会变酸腐蚀你，嘿嘿嘿，釉质鬼，你死定了！

你的良心不会痛吗？

攻破城门，首战告捷

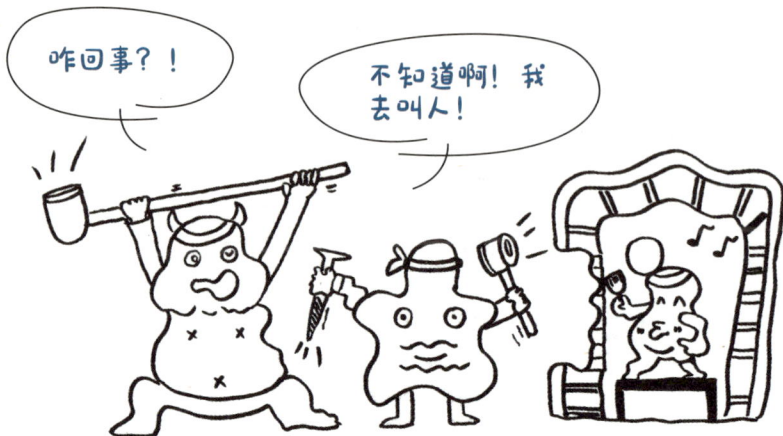

当然，牙齿君也不是吃素的，会派守军（牙本质细胞）来修修补补。

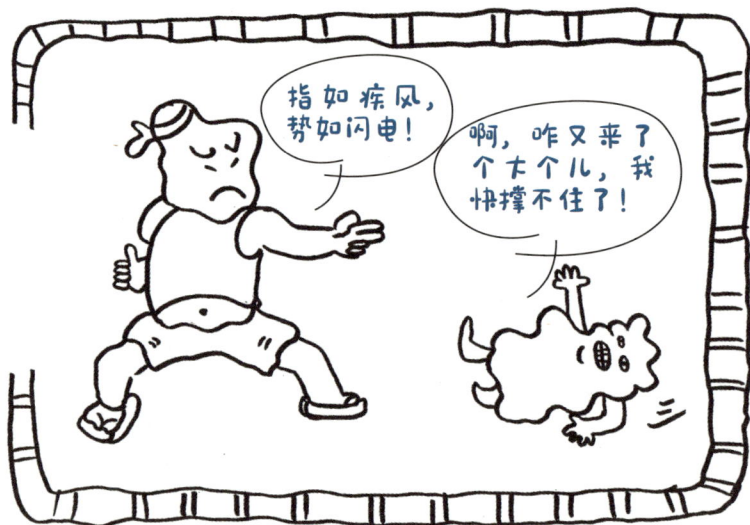

牙髓细胞会通过神经，
给大脑"打电话"，这时就
会"咔咔疼"。

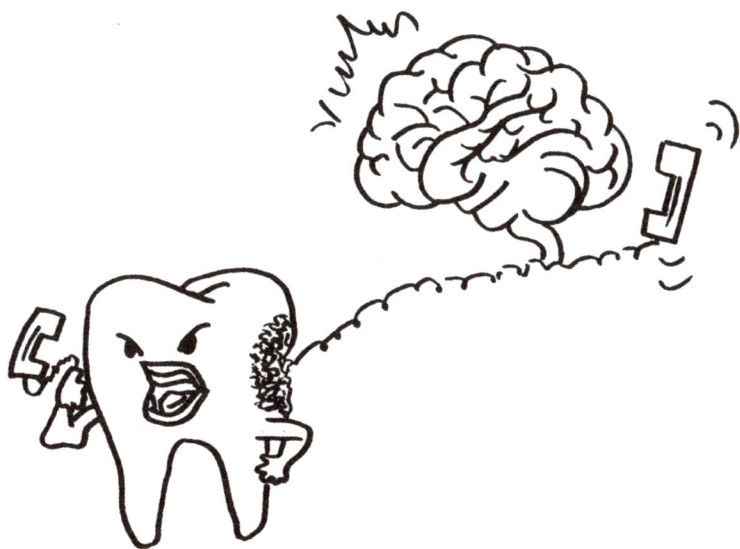

如何保护
牙齿？

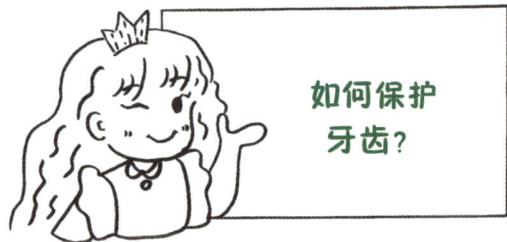

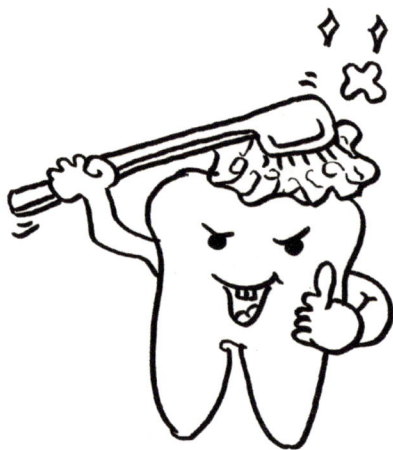

（1）注意口腔卫生，好好刷牙。

（2）有坏牙及时补。

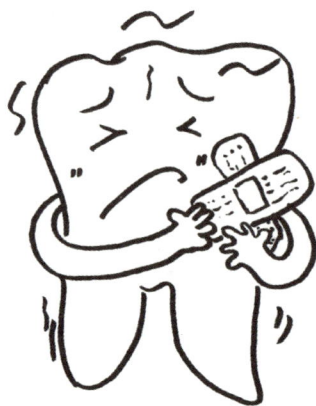

（3）若露出牙神经，及时做根管治疗。

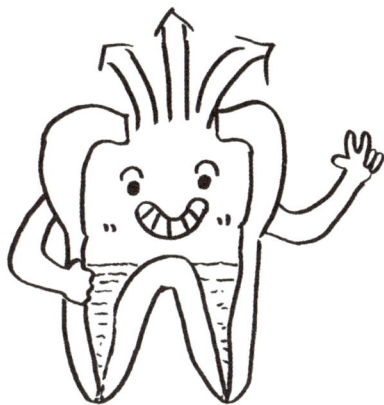

（4）如果牙齿必须拔除，尽早镶假牙。

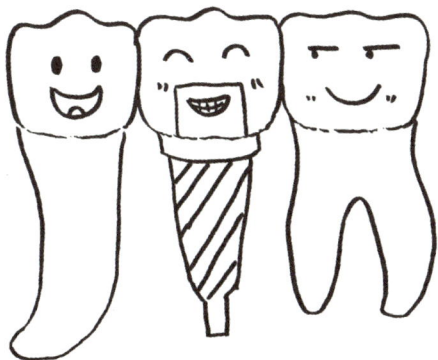

吃馍馍，好好！

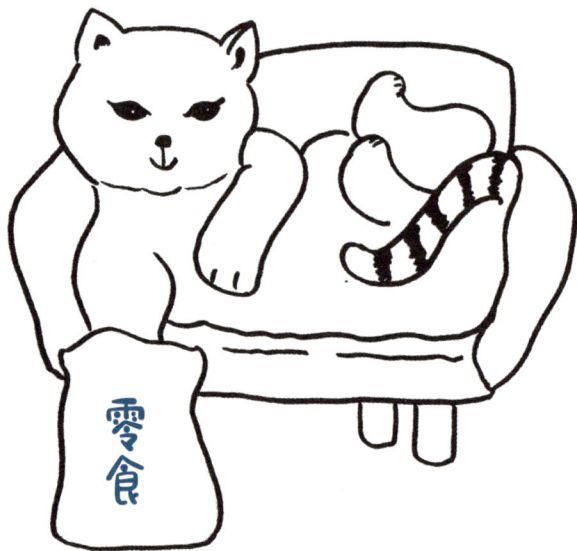

零食

02　牙敏感

我叫鹿小宝，我今天早上兴致勃勃地跑去便利店，买了最新款的冰镇汽水，可是，一喝就牙痛！

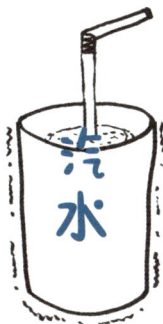

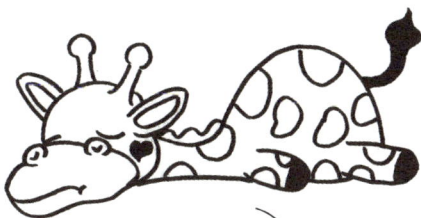

汽水

难受，想哭，呜呜呜……

我看看，你这是"牙敏感"。

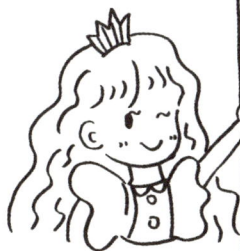

刷牙应该上下刷，如果横着刷，像拉锯一样，会导致牙颈部缺损和牙龈萎缩。

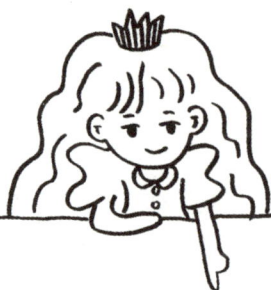

牙本质敏感症

　　牙本质敏感症是指牙齿受到生理范围内的刺激（机械、化学、温度、渗透压等）出现的短暂、尖锐的疼痛或不适的现象。

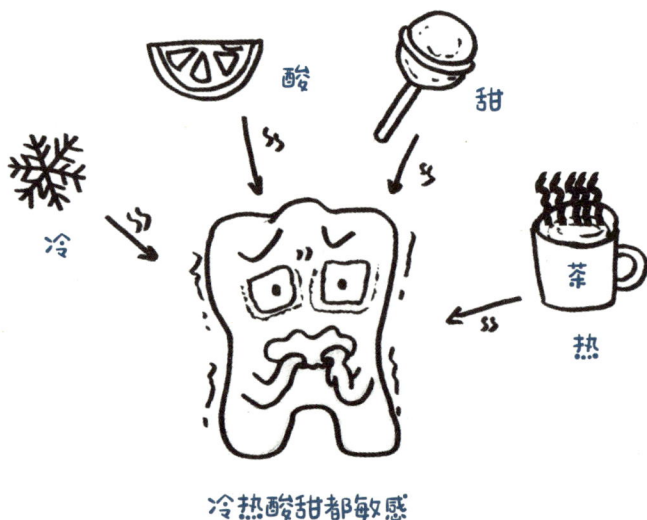

酸

甜

冷

茶

热

冷热酸甜都敏感

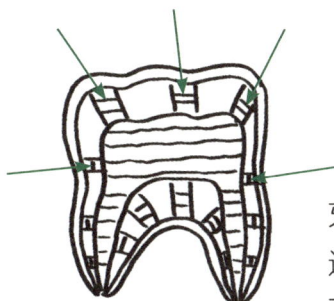

牙本质小管

疼痛原理

　　牙釉质缺损后，牙本质暴露，牙本质有很多肉眼看不到的小管，通向牙神经，受到刺激，就传导到牙神经。

　　牙釉质缺损后，好比没了盖子的杯子，会漏风。

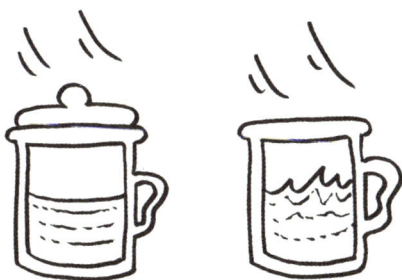

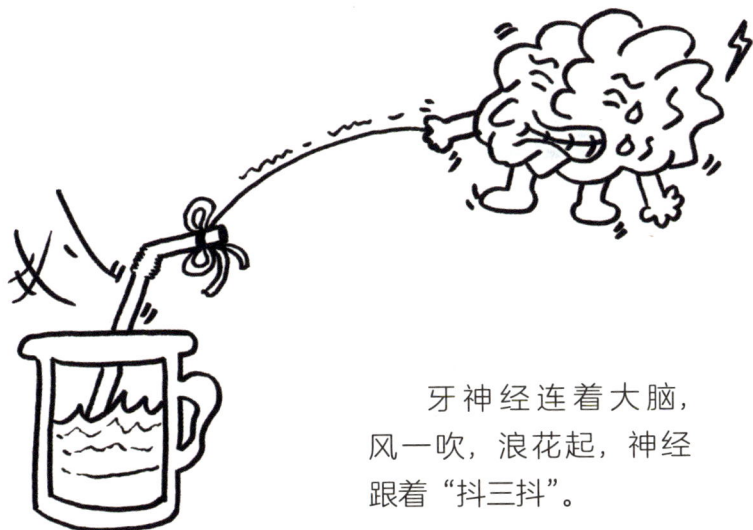

　　牙神经连着大脑，风一吹，浪花起，神经跟着"抖三抖"。

风吹水面层层浪~
这就是牙敏感！

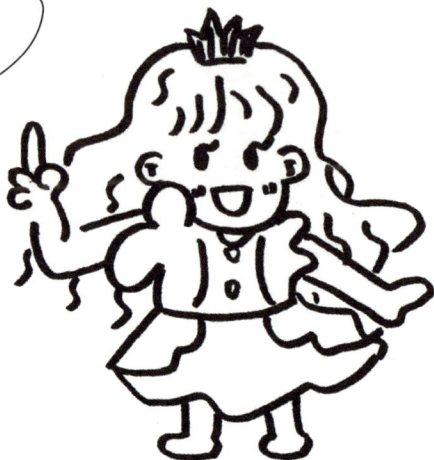

卟牙仙

我知道下联：雨
打沙滩点点坑！

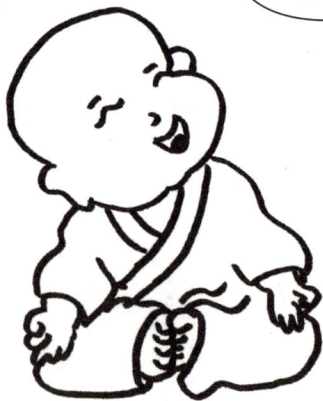

哲理卟子晴空

病 因

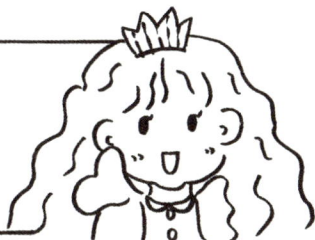

1. 龋病

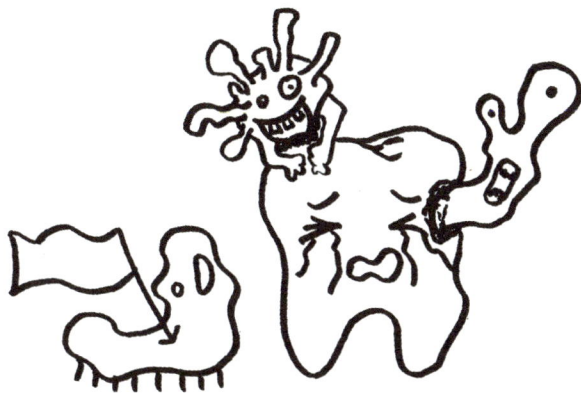

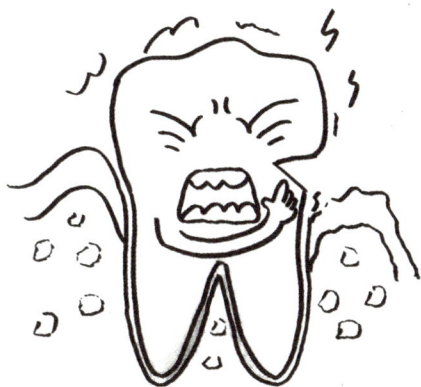

2. 楔状缺损

楔状缺损是牙齿颈部硬组织缓慢消耗而形成的缺损，呈"V"状，外形酷似木匠用的楔子，故有此名。

楔状缺损的病因如下。

（1）横着刷牙，刷毛硬。

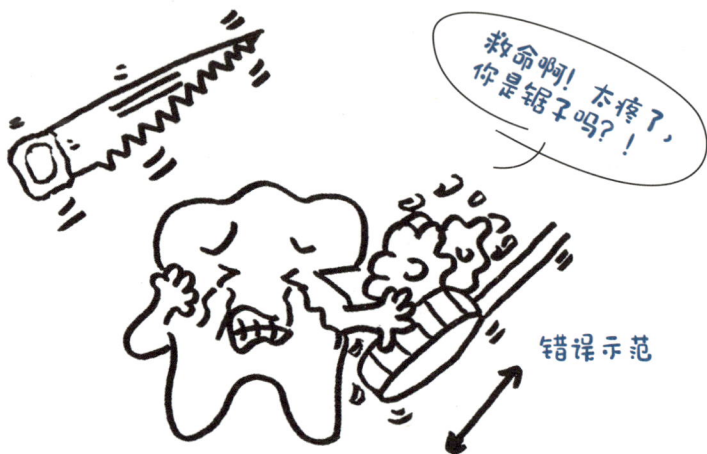

错误示范

（2）咬硬物时，力量集中在牙颈部。

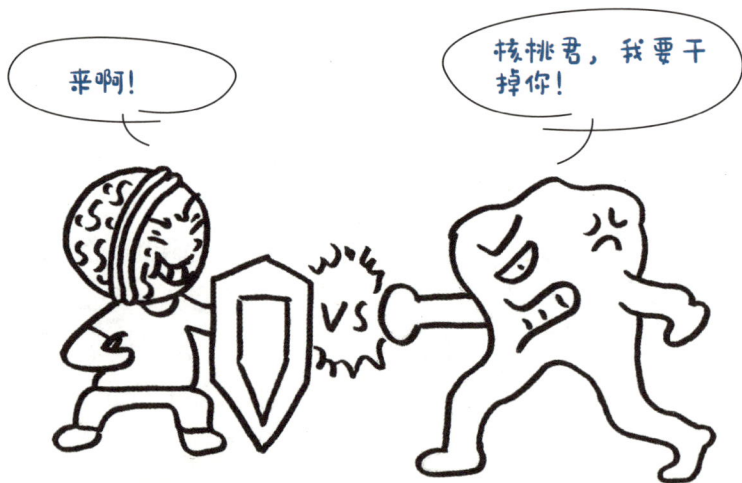

（3）牙颈部组织薄弱，龈沟分泌酸性液体。

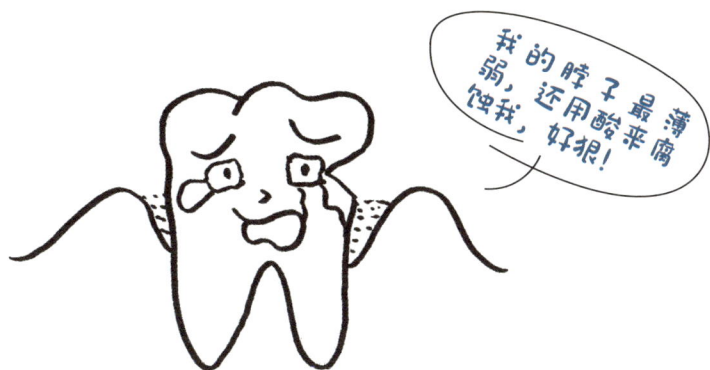

我的脖子最薄弱，还用酸来腐蚀我，好狠！

3. 重度磨耗

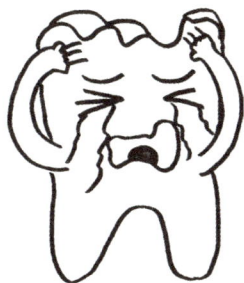

少年"卸顶"，无言的痛。

4. 牙隐裂

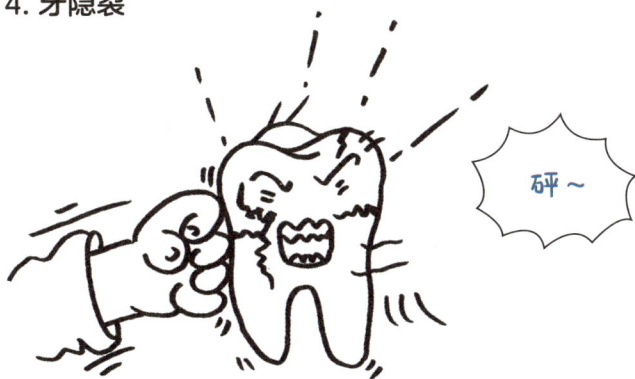

砰～

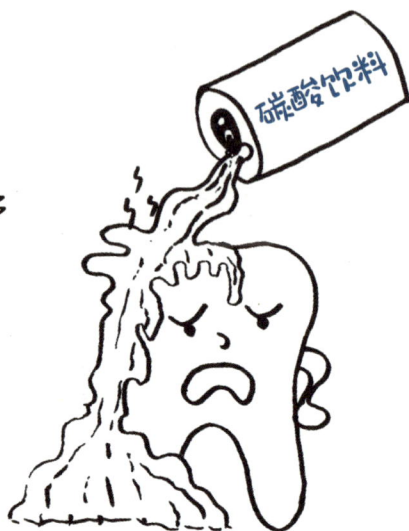

5. 喝碳酸饮料较多

6. 牙周病

牙龈萎缩，牙根暴露，咬合酸软，引发牙髓炎症。

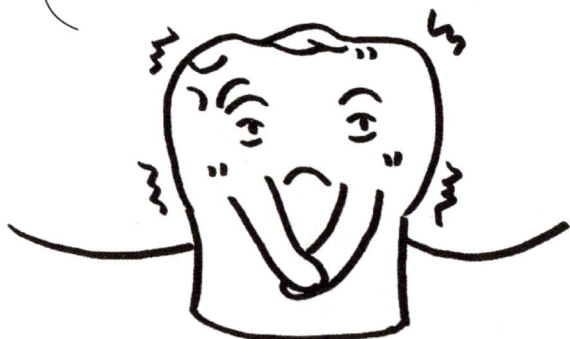

治疗方法

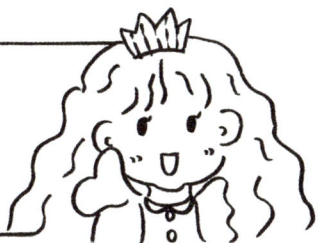

1. 脱敏治疗

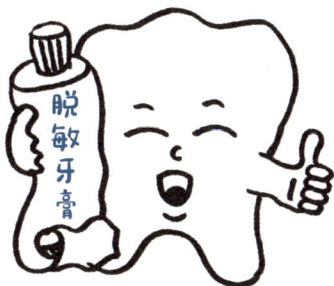

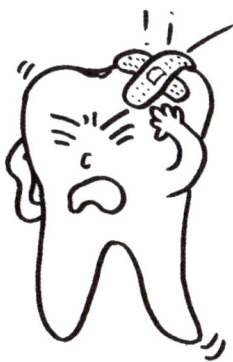

2. 补牙

3. 做牙冠

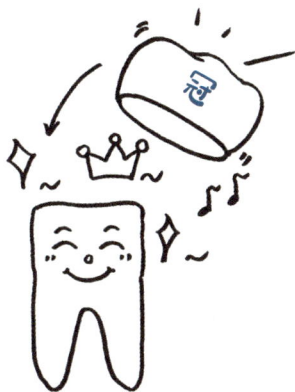

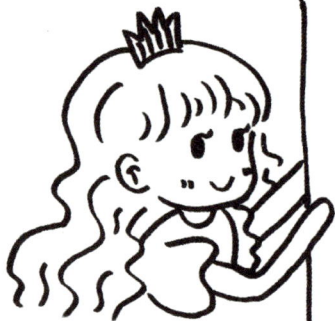

注意事项

1. 少喝碳酸饮料。
2. 别横着刷牙。
3. 少咬硬物。
4. 夜磨牙要做𬌗垫保护。
5. 预防牙周病。

注：𬌗读 hé，为了表明口腔专业的特殊性，专门创造了这个字，是"咬合"的意思。

欢
喜

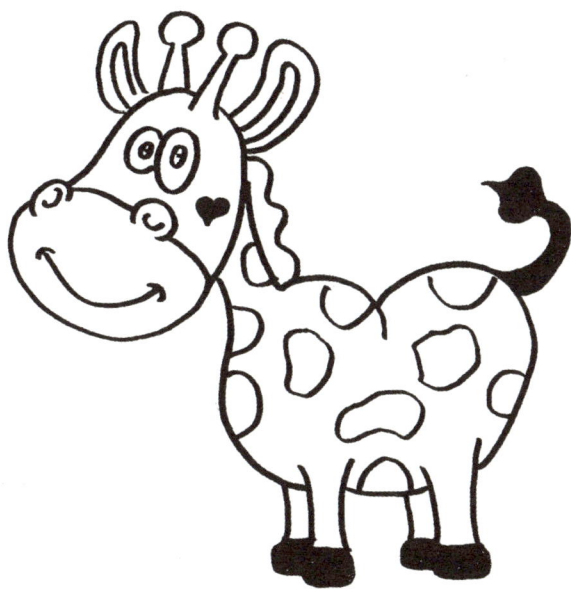

03 牙隐裂

牙小六，你怎么了呀？

小牙仙，我一吃花生就疼。

让我看看，这是"牙隐裂"！

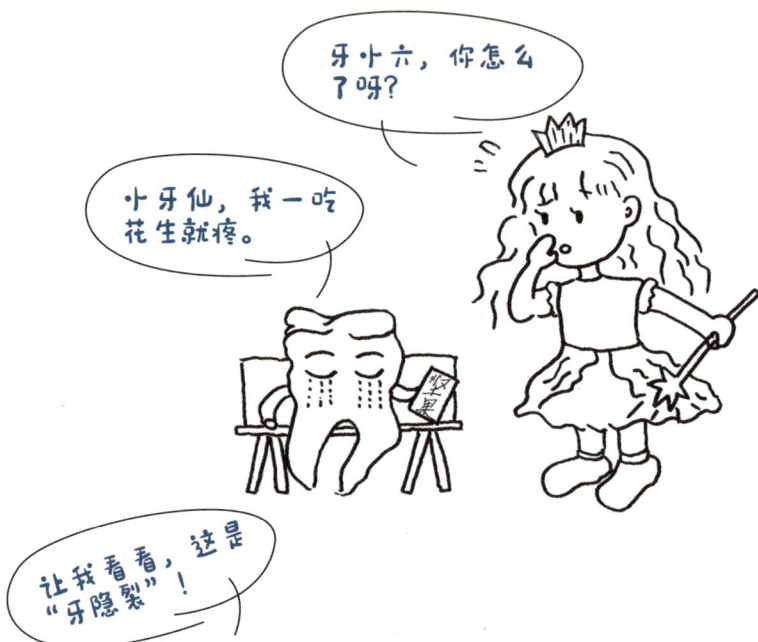

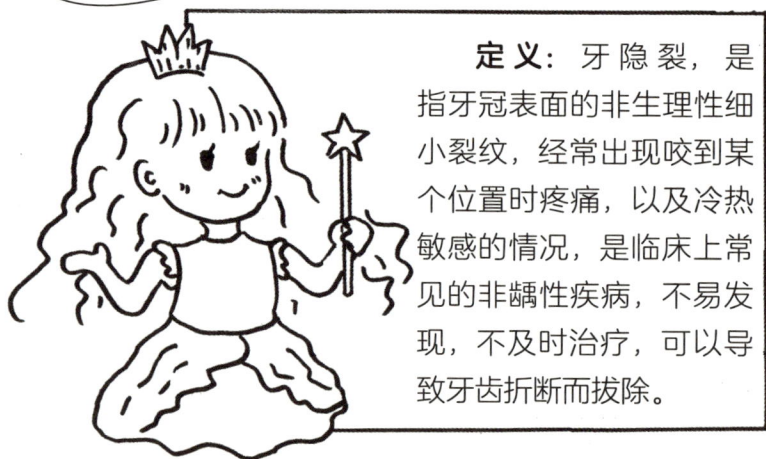

定义：牙隐裂，是指牙冠表面的非生理性细小裂纹，经常出现咬到某个位置时疼痛，以及冷热敏感的情况，是临床上常见的非龋性疾病，不易发现，不及时治疗，可以导致牙齿折断而拔除。

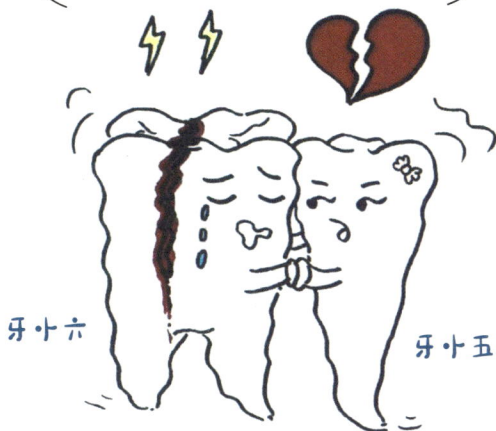

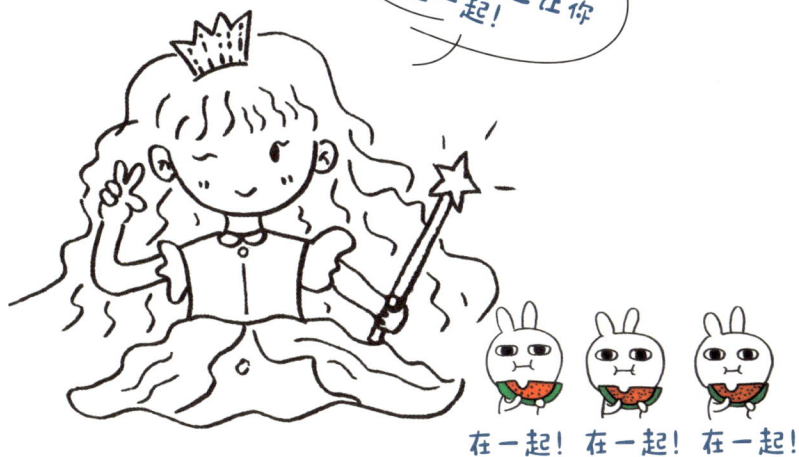

病　因

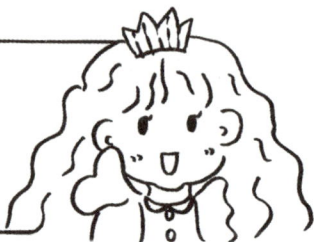

人家身体弱，禁不住这么大力啦。

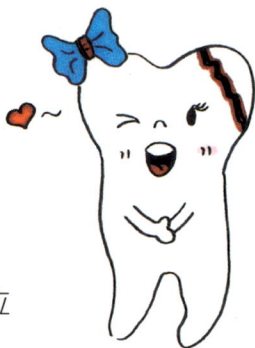

（1）牙组织结构薄弱，应力集中，牙尖陡，水平分力大。

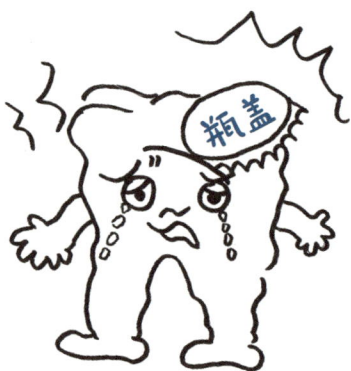

我身体壮，但是酒瓶盖我也扛不住啊。

瓶盖

（2）吃硬物，啃骨头、带壳坚果，用牙开酒瓶盖的人容易发生牙隐裂。

临床表现

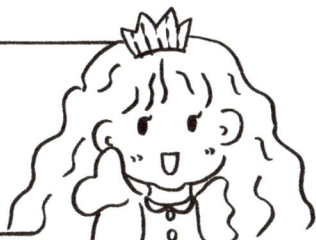

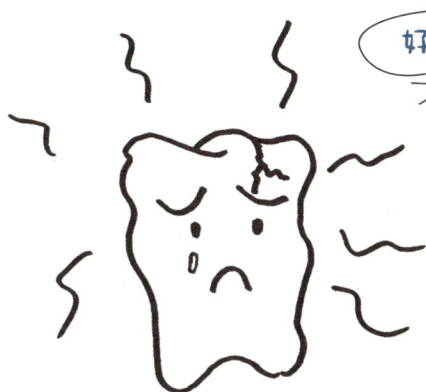

好痛～

（1）咬硬物时剧烈痛，吃冷酸物剧烈痛。

（2）灯照时能看到裂缝。

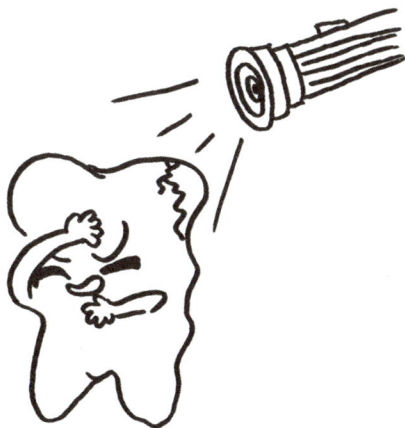

治疗方法

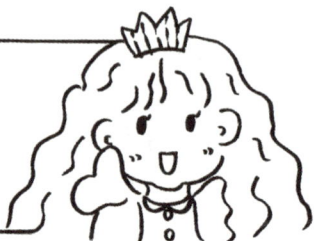

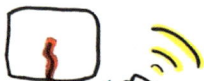 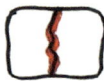 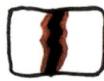

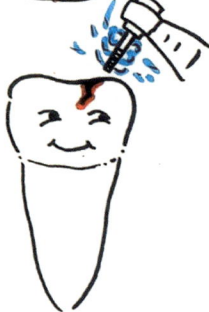 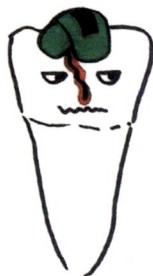 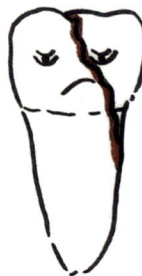

调𬌗，定期复查。　　裂纹浅，磨除裂纹后补牙。　　明显疼痛，根管治疗后冠修复。

根管治疗第一步：打开牙齿。

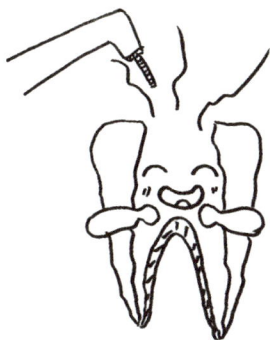

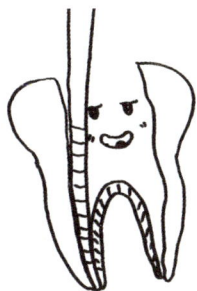

根管治疗第二步：根管预备，洗干净。

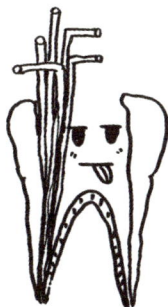

根管治疗第三步：根管充填，放好药。

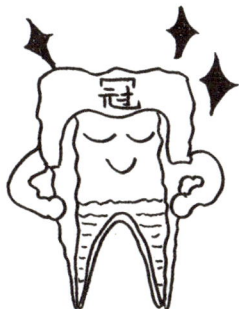

余生很长，我会罩着你的！

做牙冠

根管治疗后，牙齿酸痛通常是正常现象哦！

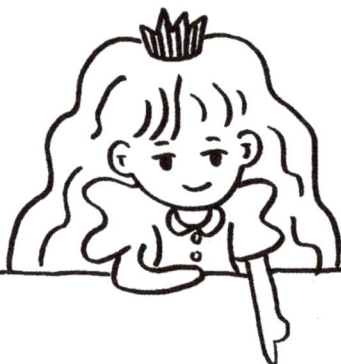

1. 根管治疗中，完成根管预备、根管换药后会有些酸疼。可以适当服用消炎药、止疼药，通常治疗完成后，疼痛即可消失。如果疼痛较为严重，需要及时复诊，把暂封药去掉，开放牙髓腔，一般开放 3 天左右，疼痛消失后，再继续治疗。

2. 根管治疗完成后，会有药物反应性疼痛，牙齿会有酸胀和咬合痛的症状，这是正常的反应，不用吃药，一般 1 周以内就会自行缓解。

但是，以下情况属于异常疼痛，需要及时复诊！

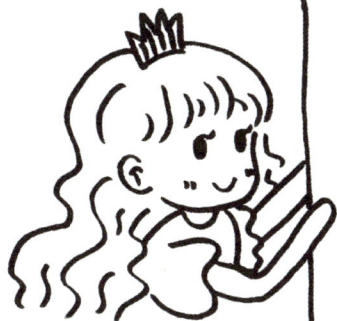

1.根管治疗完成后，如果牙齿补高了，会出现咬合痛，需要及时调低咬合。

2.根管治疗术，牙齿有几个根管就要治疗几个，如果有遗漏，炎症控制不住，就会继续疼痛，需要重新再治疗。

3.根管治疗术，牙根多长，药就要填多满，超充和欠填都不行，都会疼，也需要重新治疗。

4.如果牙齿有劈裂或者隐裂，也会疼痛，通常需要复诊拔除。

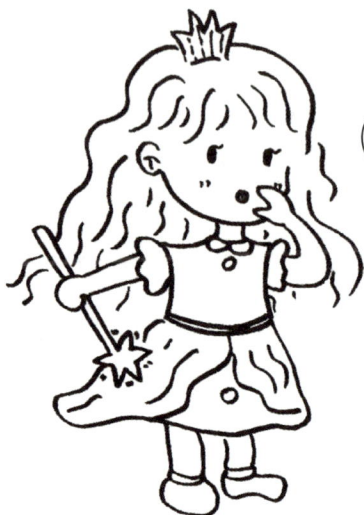

在这里，小牙仙要提醒大家，防止牙齿隐裂，要做到3件事。

1. 避免嘴里有过于尖锐的牙尖。

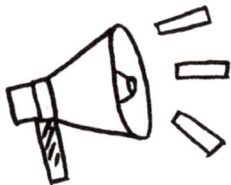

2. 尽量避免吃硬物。

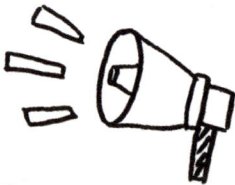

3. 有了症状及时治疗。

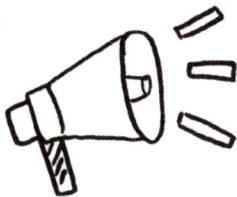

04 牙髓炎

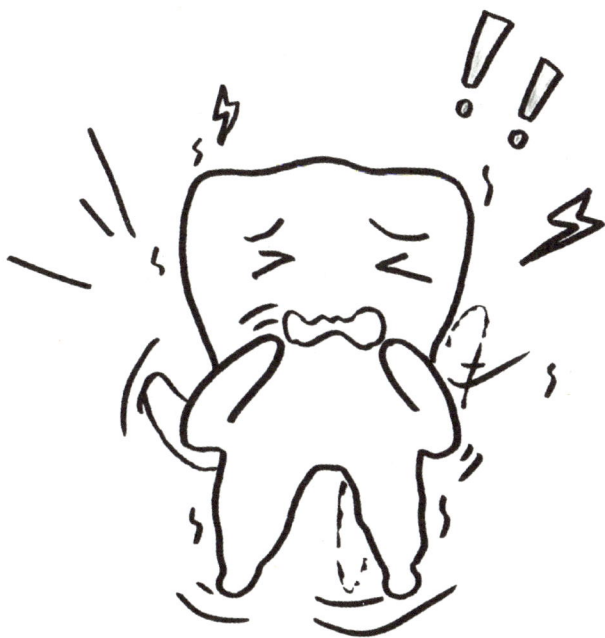

　　我叫牙小七，在口腔里，从门牙开始数排在第七。这几天我特别痛苦，冷的热的都不敢碰，一阵一阵的痛，夜里更痛。

深夜，牙小七发了朋友圈

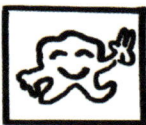

牙小七 🎀
救命啊！疼！死！我！啦！

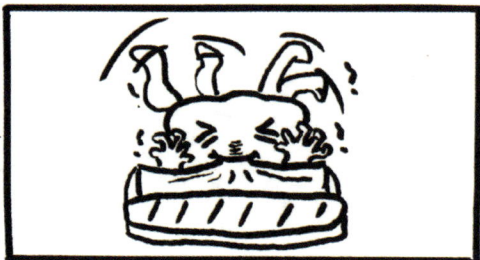

❤ 牙小二
牙小四：你还好吗？我们都很担心你！
牙小五：小七，你别总大喊大叫，吵得
　　　　我们夜里睡不了觉。
牙小六：天热了，我们都想吃冰淇淋，
　　　　就是你总不让主人吃。
小牙仙：你这是牙髓炎，快去治疗吧！

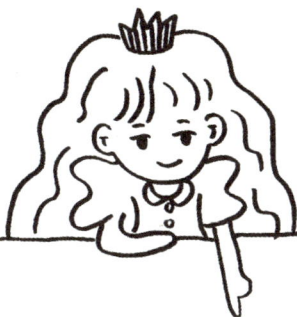

牙髓炎

　　牙髓炎是牙髓发生的炎症性病变。当牙齿出现龋齿或外伤等导致牙体缺损时，若未及时治疗，细菌便会通过牙体缺损处感染牙髓，导致牙髓炎。

感染途径

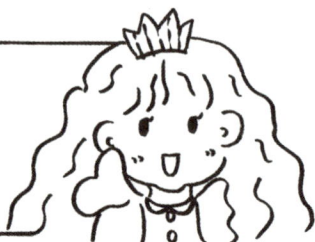

途径1：细菌感染（冠方），由龋病发展而来。

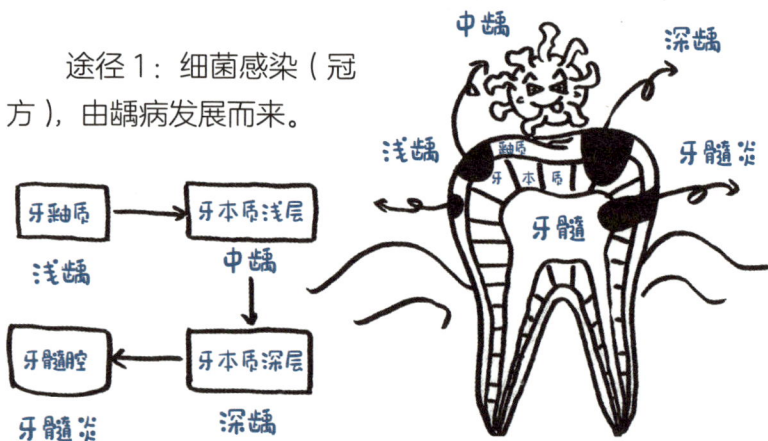

中龋　深龋

浅龋　釉质　牙本质　牙髓炎

牙髓

牙釉质 → 牙本质浅层
浅龋　　　中龋

牙髓腔 ← 牙本质深层
牙髓炎　　深龋

途径2：细菌逆行感染（根方），由牙周病发展而来。

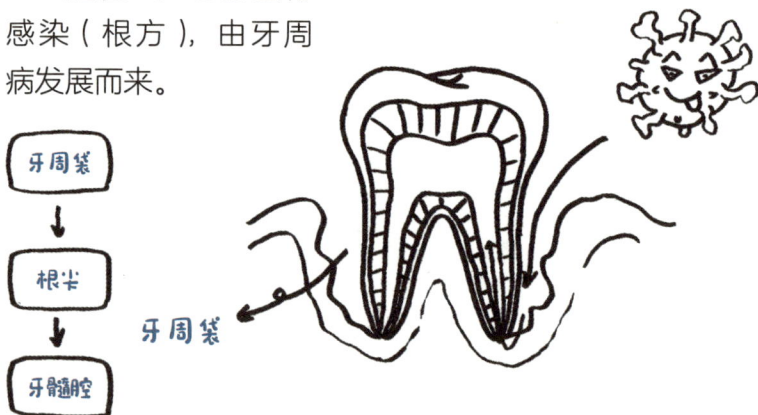

牙周袋
↓
根尖
↓
牙髓腔

牙周袋

途径 3

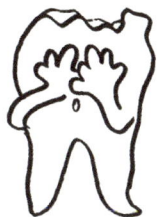 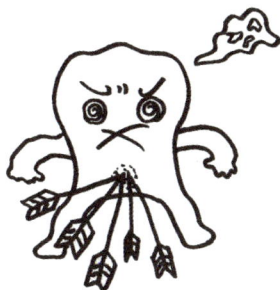 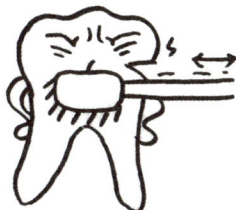

磨损　　　　　创伤　　　　　不良习惯
　　　　　　　　　　　　　　横着刷牙

途径 4：根管内吸收。

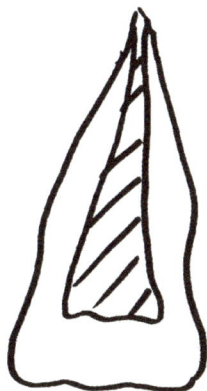 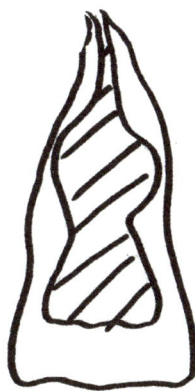

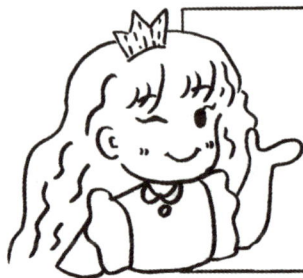

龋病和牙髓炎的区别

类别	牙髓炎	龋病
自发痛	有	无
刺激痛	持续或迟缓痛	不痛（入洞痛）
叩痛	可能有可能无	无
治疗	根管治疗	充填

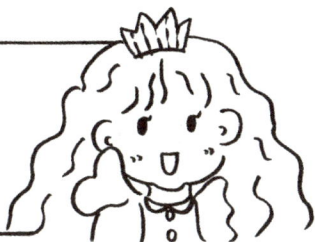

临床表现

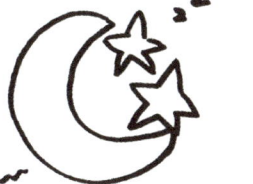

夜间痛

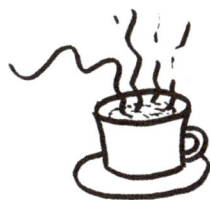

热痛

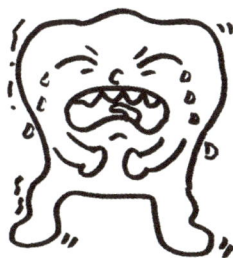

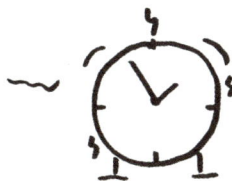

自发性阵发性痛

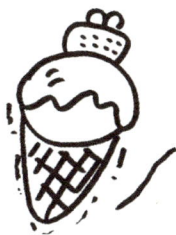

冷痛

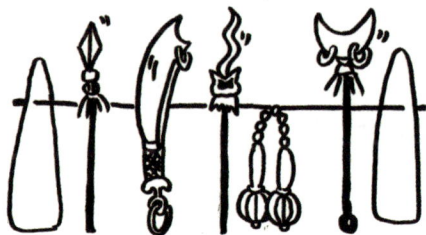

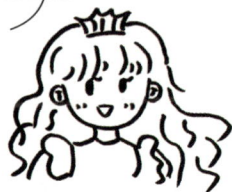

你需要杀神经，做根管治疗！

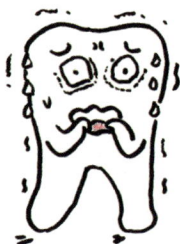

我不敢去，牙医有很多"兵器"，治疗起来叮叮当当的，太可怕了！

嗯？谁有很多兵器？速与我来战！

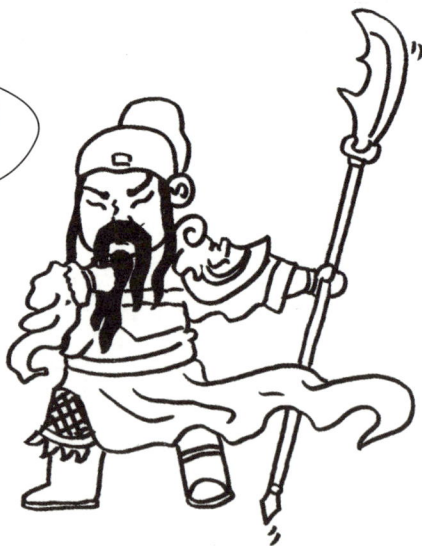

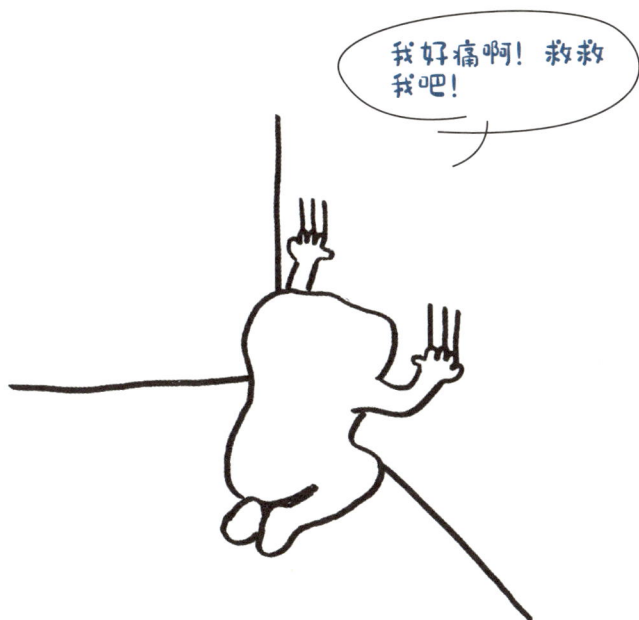

未完待续……

05 根尖炎

我痛了好几个星期，天知道我是怎么熬过来的！今天早上突然好多了，可是旁边的牙龈出现了一个大脓包，还有脓血流出来，这是怎么回事？

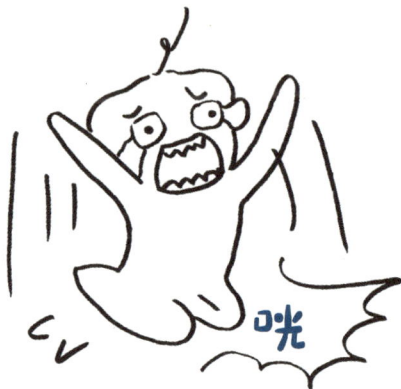

吼

你这是牙髓炎没及时治疗，发展成根尖炎了！

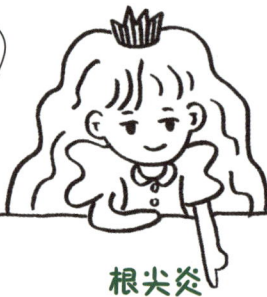

根尖炎

　　根尖炎是牙齿根尖周组织的急性或慢性炎症。牙髓炎发展到晚期时，牙髓组织大部分甚至全部坏死，感染的细菌通过根尖孔，引起根尖周炎症。此外，外伤和牙周病，也可以引发根尖周炎症。

急性根尖周炎

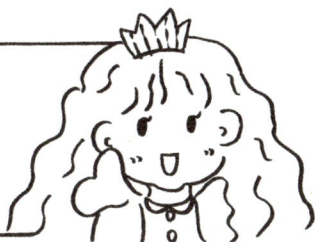

分 类

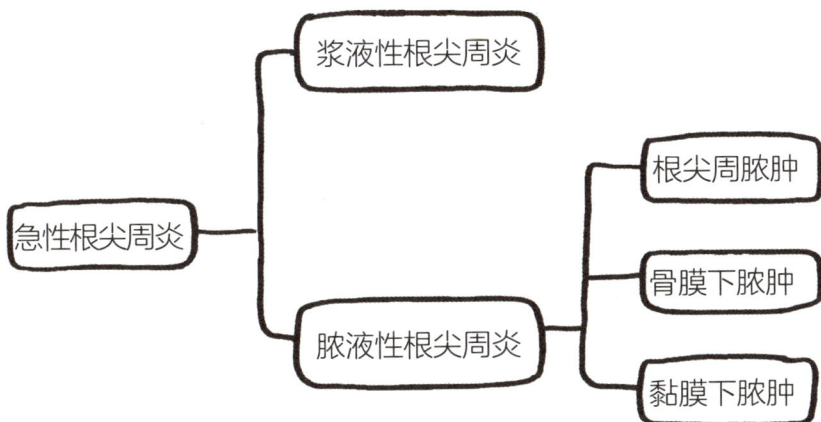

急性根尖周炎
- 浆液性根尖周炎
- 脓液性根尖周炎
  - 根尖周脓肿
  - 骨膜下脓肿
  - 黏膜下脓肿

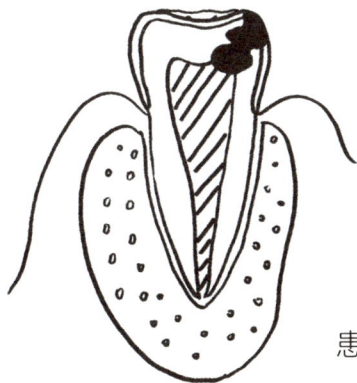

1. 急性浆液性根尖周炎
有麻木肿胀浮出感，咬紧患牙时感觉舒服。

2. 急性根尖周脓肿期

（1）自发性持续跳痛。

（2）伸长感加重，有咬合痛。

（3）淋巴结肿痛。

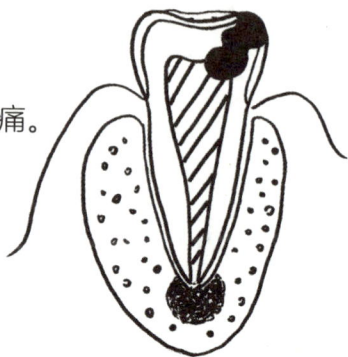

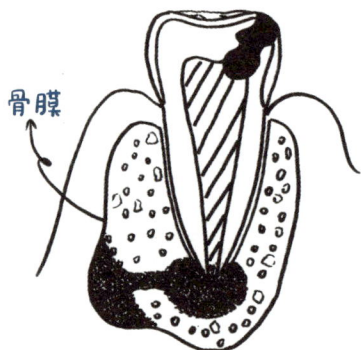

3. 急性骨膜下脓肿

（1）跳痛加重。

（2）浮起加重，松动。

（3）扣痛，有深度波动感。

（4）白细胞升高。

（5）淋巴结肿痛。

（6）乏力、发热。

骨膜

4. 急性黏膜下脓肿

（1）疼痛减轻。

（2）全身症状减轻。

（3）慢性期形成瘘管。

黏膜

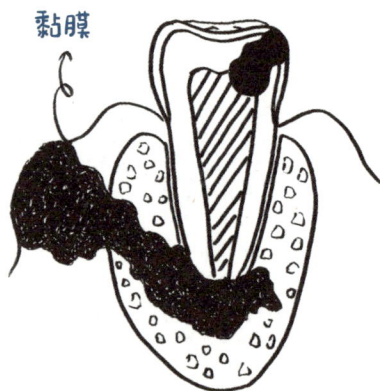

临床表现

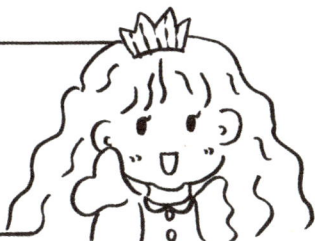

类别	浆液期	根尖周脓肿期	骨膜下脓肿期	黏膜下脓肿期
疼痛种类	咬合痛	持续跳痛	剧烈跳痛	减轻
叩痛	（＋）	（＋＋）	（＋＋＋）	（＋）
扪痛	不适	疼痛	极痛深波动感	浅波动感
根尖部牙龈	无	红肿局限	红肿明显广泛	肿胀明显
全身症状	无	轻	乏力发热	减轻

急性根尖周炎脓肿的 3 个引流通道

途径 1:
牙槽骨
↓
骨膜下
↓
黏膜

途径 2: 根尖孔→根管→牙冠

途径 3:
牙周膜→牙周袋

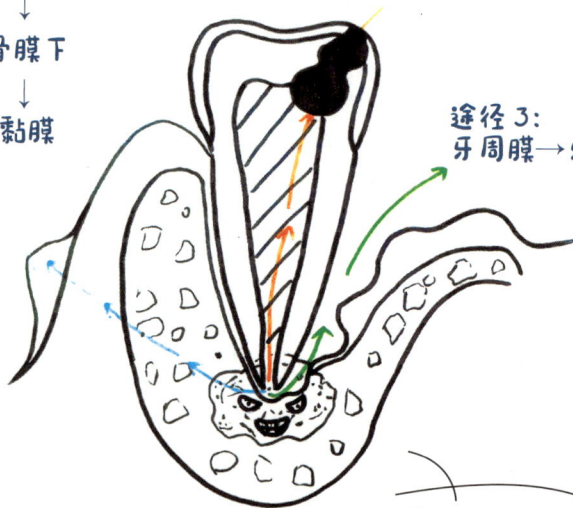

我压力太大了，无孔不出，没有孔制造孔也要出！

慢性根尖周炎

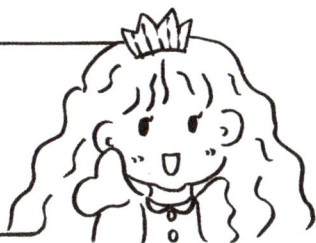

分 类

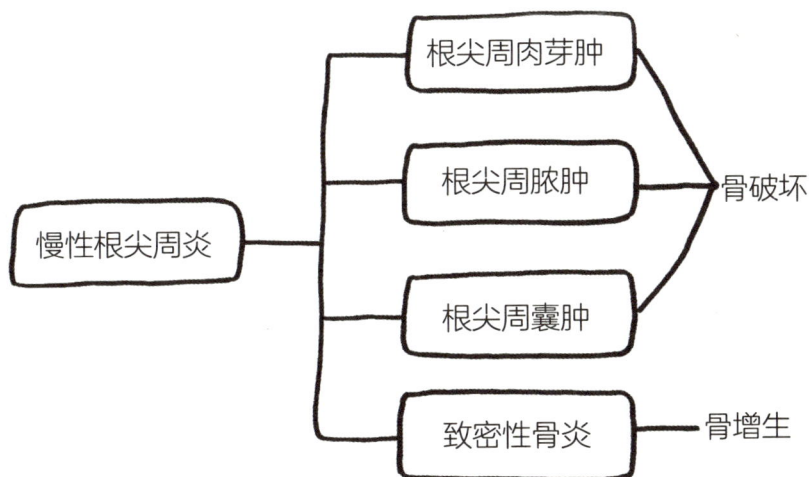

临床表现

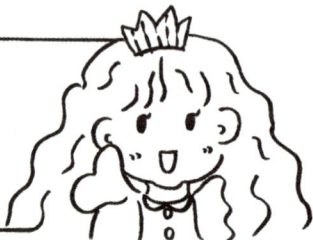

（1）无明显症状。

（2）牙龈有脓包。

（3）既往牙痛史。

（4）牙冠变色。

（5）牙体疾病。

（6）牙髓无活力。

X 线表现

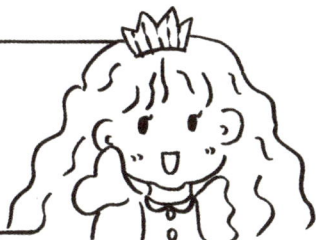

类别	形态	范围	边界	周围骨质
根尖周肉芽肿	圆形	较小直径<1cm	清楚	正常
根尖周脓肿	不规则	弥散	不清楚	云雾状
根尖周囊肿	圆形椭圆形	大小不一	清楚	致密性骨白线

知识点 1

急性根尖周炎 X 线片没有影像学改变。

如果有，诊断为"慢性根尖周炎急性发作"。

知识点 2

致密性骨炎一般没有临床症状，多为拍片时偶然发现，定期观察就好。

根尖周炎治疗方法

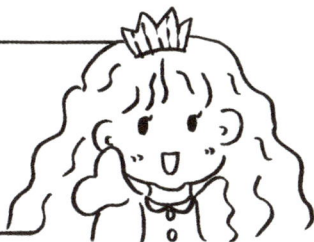

根尖周炎治疗方法与牙髓炎相同，需要做根管治疗。

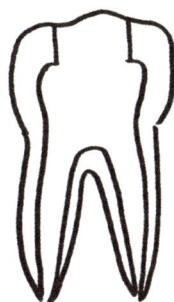

暂封材料

消炎药

（1）打开髓腔，把感染的牙髓取出。

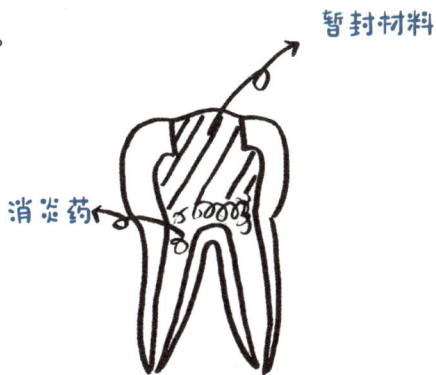

（2）根管预备，彻底清理，根管成型，消毒。

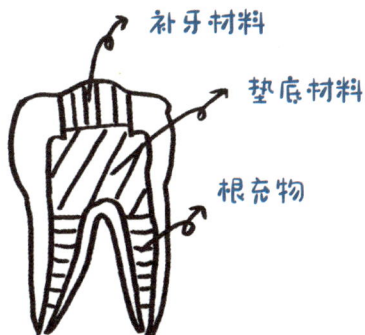

补牙材料

垫底材料

根充物

（3）根管充填，补牙。

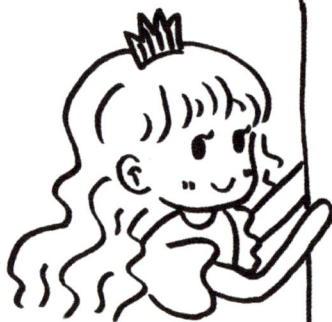

根尖炎和牙髓炎治疗的
不同之处

1. 根尖炎需要服用抗生素等药物消除牙根外的炎症。

2. 如果有脓，需要开髓引流。

3. 治疗后，如果炎症没控制住，需要做根尖手术。

小牙仙提醒大家注意以下几点

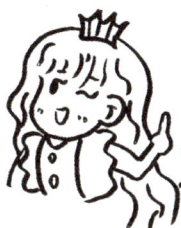

1. 好好刷牙，消除细菌。

2. 有小洞及时补牙。

3. 根管治疗后有酸胀不舒服是正常的，不用吃药，一般过几天会自行消退。

4. 根管治疗后，牙齿没有营养了，会变脆，会劈裂，所以要做牙冠保护牙齿。

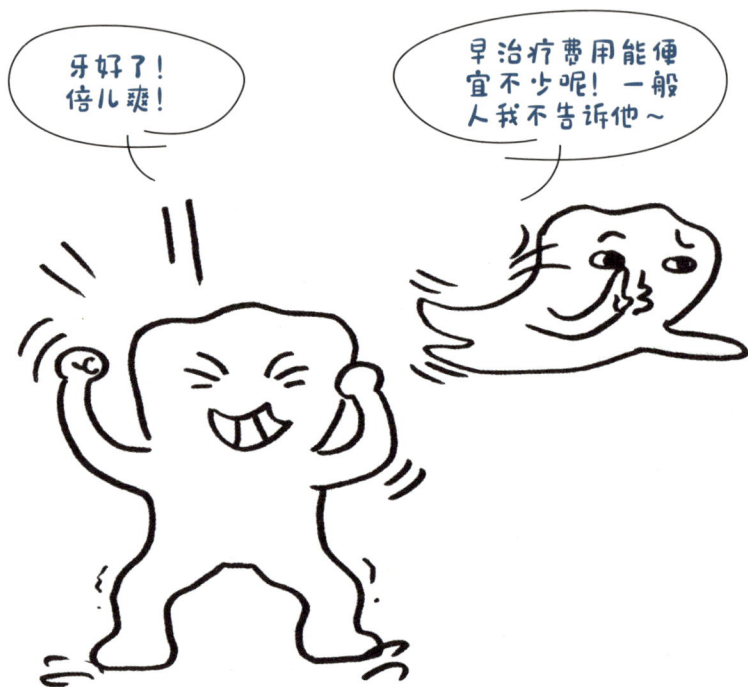

　　牙小七提醒大家，牙痛一定要及时治疗，千万不能像我一样，真是活遭罪。经过几次治疗，我已经完全好啦。医生说现在治疗牙齿全是无痛操作，很舒适的，之前我的担心完全没有必要。尽早治疗，预后更好！

06 智 齿

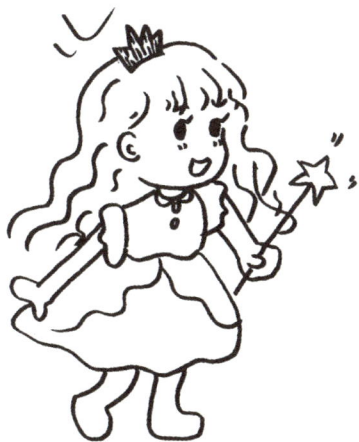

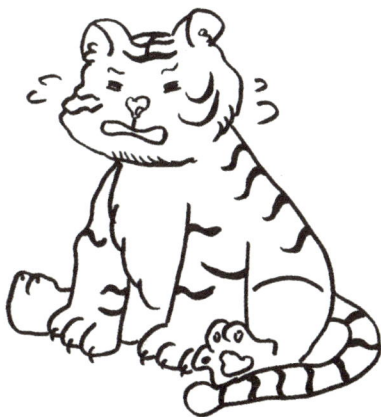

这是智齿发炎啦!

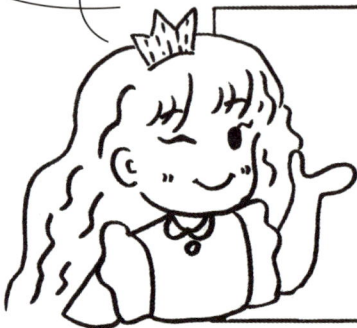

定义：智齿为第三磨牙，人生中最后长出的牙齿。因其长于"心智"成熟的年纪，故得名如此。

牙医建议拔智齿!

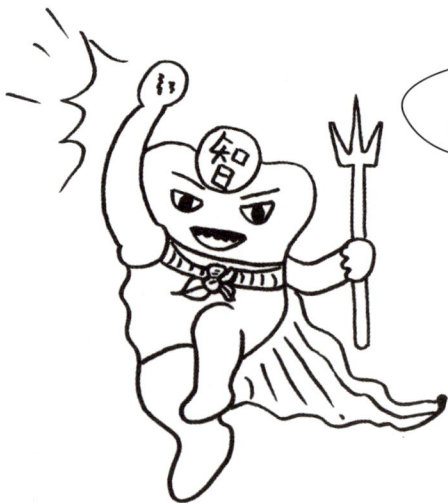

我叫牙大智，我的破坏力极强!

病　因

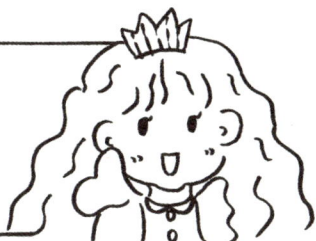

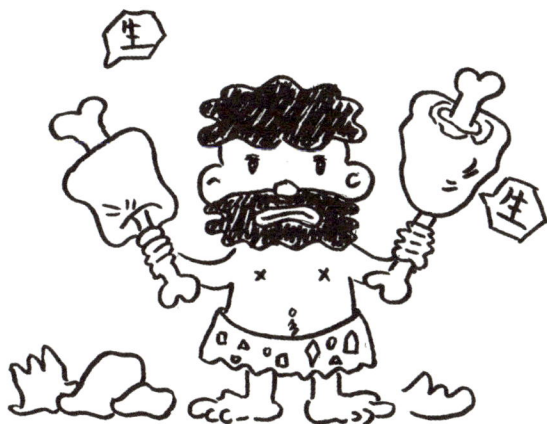

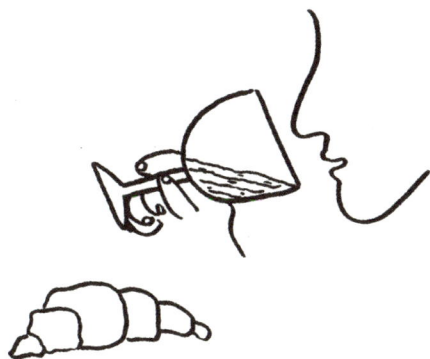

（1）随着人类社会的发展，从茹毛饮血到饮食精细。

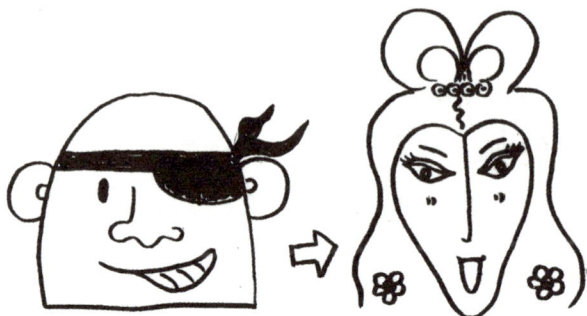

（2）"用进废退"的原则，人们的下巴总体趋向于越来越小，从方脸到锥子脸。

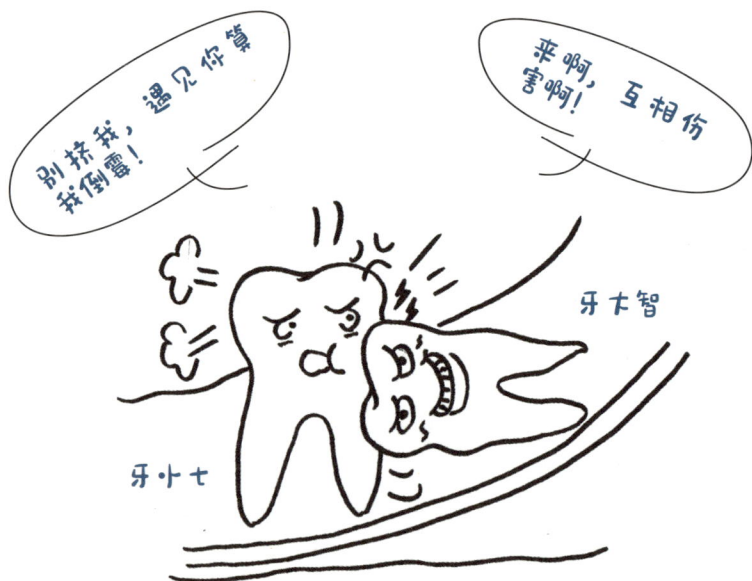

（3）最后长出的牙齿，就会空间不足。

临床表现

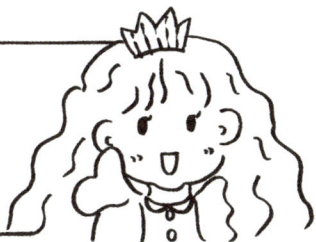

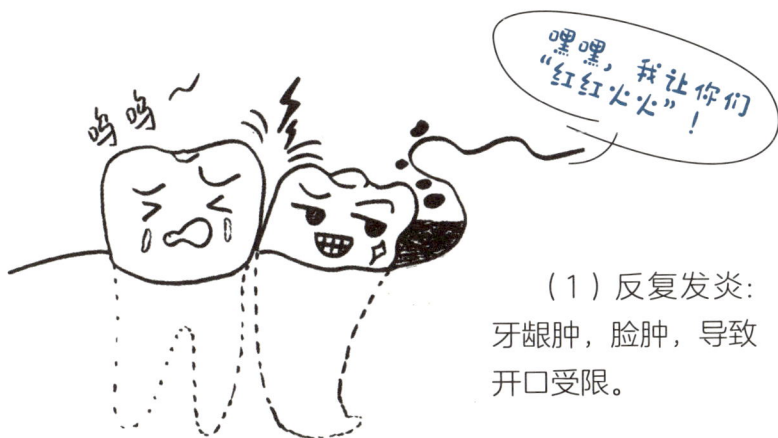

（1）反复发炎：牙龈肿，脸肿，导致开口受限。

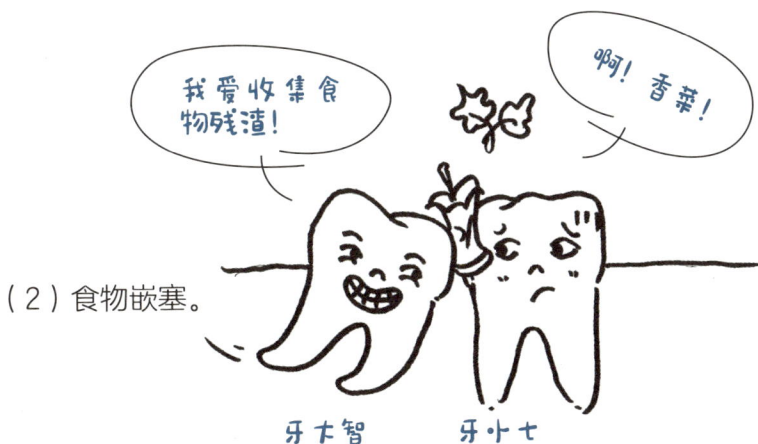

（2）食物嵌塞。

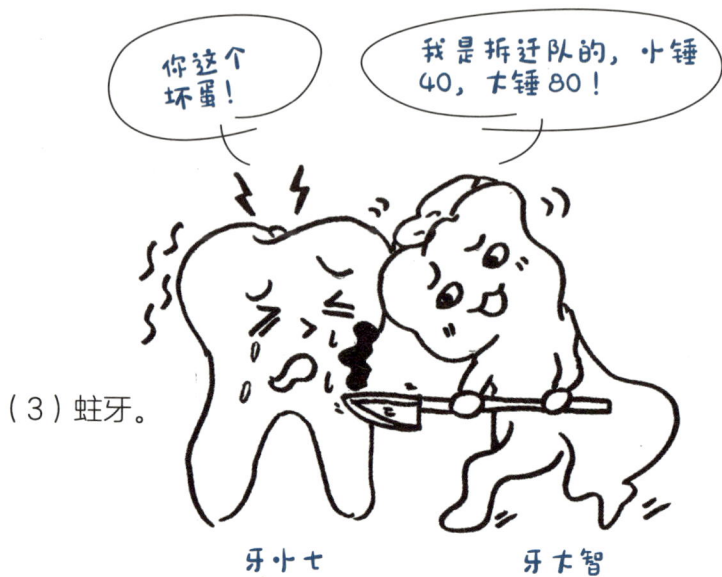

（3）蛀牙。

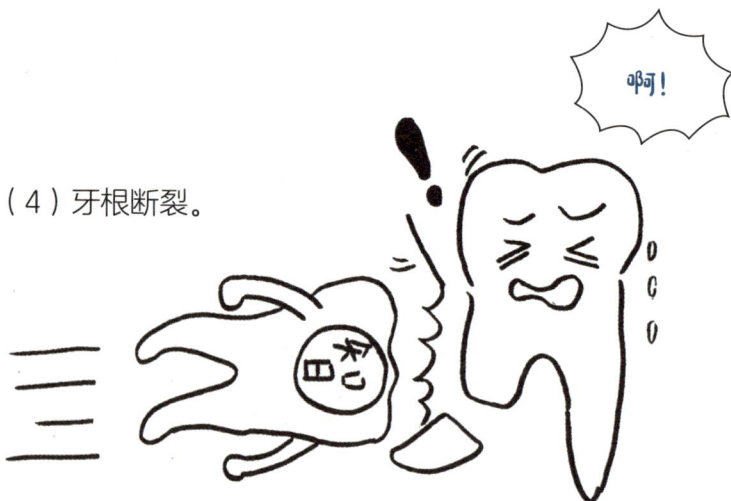

（4）牙根断裂。

（5）没有对牙。

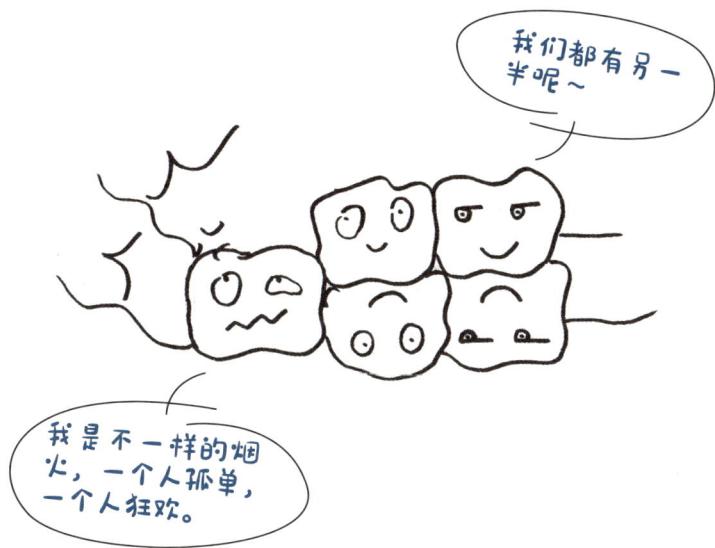

（6）各种刁钻的姿势。

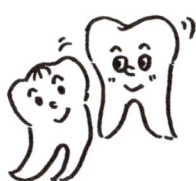

远中阻生

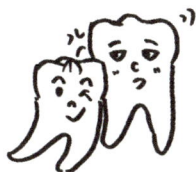

低位阻生

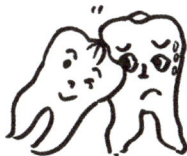

近中阻生

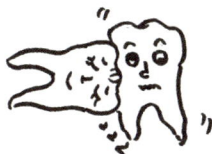

水平阻生

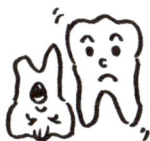

倒置阻生

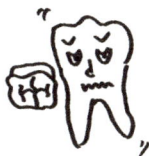

颊向阻生

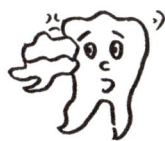

舌向阻生

（7）多米诺骨牌效应。

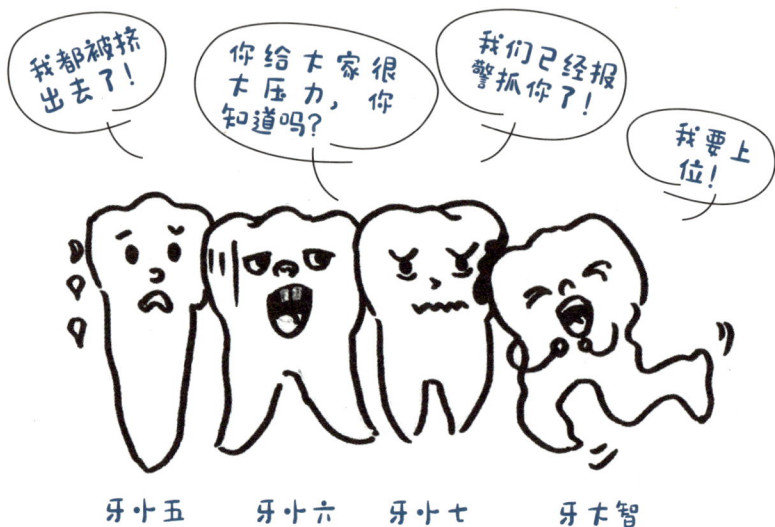

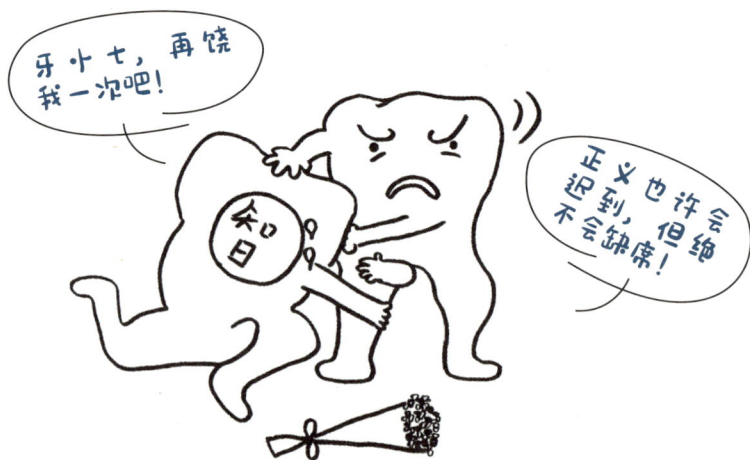

拔牙方法

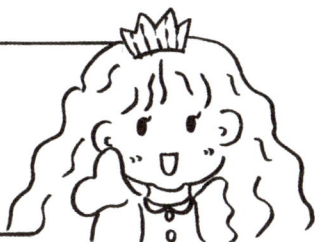

第一步：切开，翻瓣。

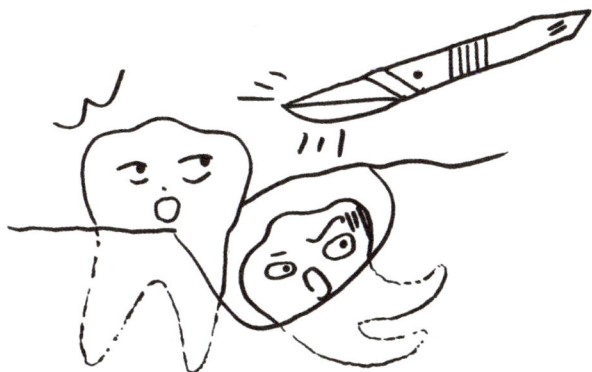

第二步：去骨，分冠。

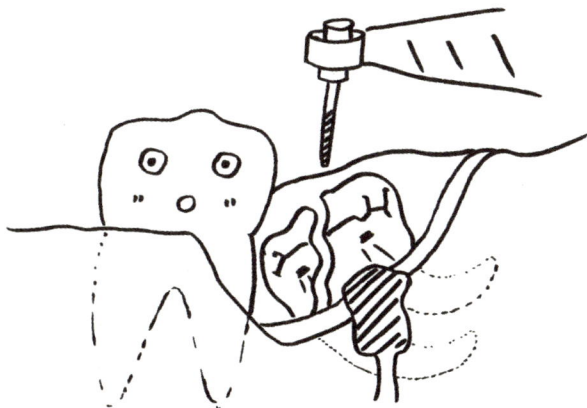

第三步：拔出，搔刮。

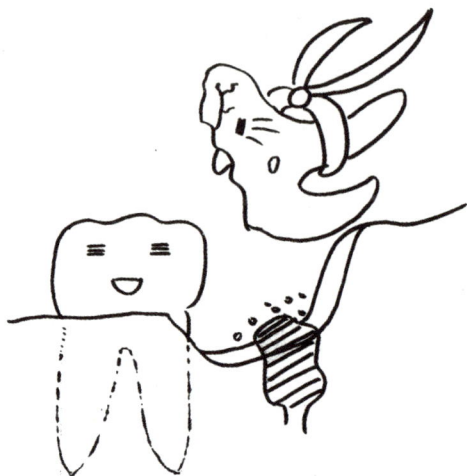

第四步：缝合，止血。

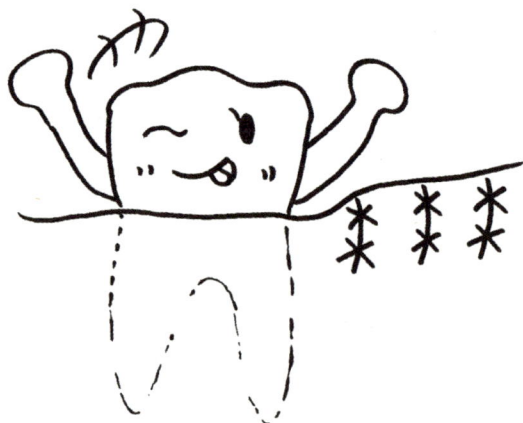

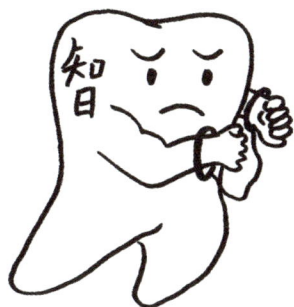

逮捕归案！

拔牙后疼痛（生理性）

　　由于软组织、骨组织损伤，拔牙伤口处会出现疼痛感，这是十分正常的，大家别太担心。

· **处理方法**

　　√止痛药：布洛芬、洛索洛芬钠等

　　√消炎药：头孢克洛联合甲硝唑

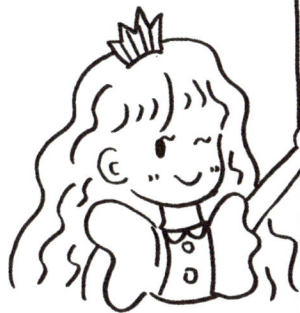

但是，有一种疼痛是病理性的，叫"干槽症"。

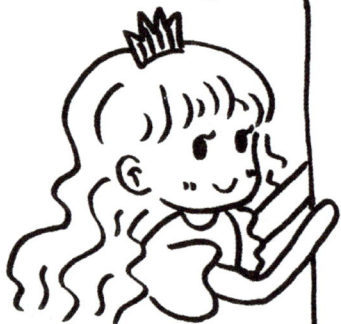

干槽症

·定义

又叫牙槽骨骨炎，是拔牙后常见的并发症，拔牙创口感染。

·临床表现

1. 在拔牙后的第3～4天，持续的、剧烈的、烧灼样的疼痛，并发散到耳朵。

2. 有恶臭味。

3. 拔牙窝空虚。

4. 腐败变性的血凝块，呈灰白色。

5. 拔牙窝骨壁触痛明显。

6. 淋巴结肿大，伴全身症状。

·处理

√口服抗生素 + 止痛药

√局部处理

1. 局部麻醉下拔牙窝彻底刮除。

2. 用过氧化氢溶液棉球彻底清洁牙槽窝。

3. 填塞碘伏纱条。

·预后

预后较好，一般1周左右即可痊愈。

拔牙后注意事项

1. 纱卷咬 30 ~ 40 分钟吐掉。

2. 24 小时不能刷牙漱口。

3. 只能吃凉的，不能吃热的。

4. 不能舔、吸伤口，要用另一侧吃饭。

5. 两天内口水粉红色是正常的。

6. 拔牙后疼痛可以吃消炎药和止痛药，疼痛肿胀严重、有全身症状可以输液。总之，不舒服要及时复诊！

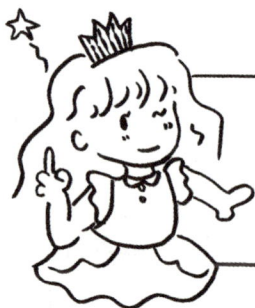

小牙仙提醒大家注意以下几点。

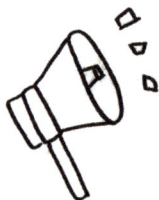

1. 发炎的时候不能拔牙。

2. 女性经期不能拔牙。

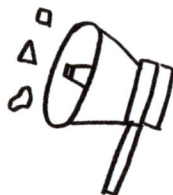

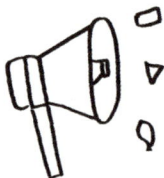

3. 若吃阿司匹林、硫酸氢氯吡格雷等药，需要停药数天后拔牙。

4. 心脏病、高血压、糖尿病、血液肿瘤等慢性病以及各种传染病患者要如实说明，由专业医师来衡量。

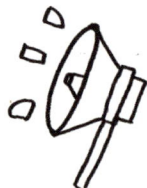

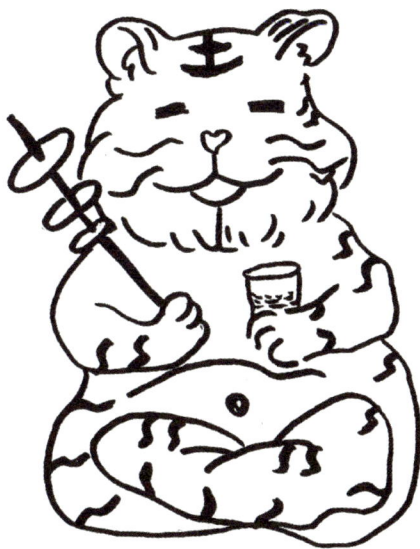

07 口腔正畸疼痛

我叫西瓜，我今天不想出门，我再也不跟虎子哥、鹿小宝他们玩了。

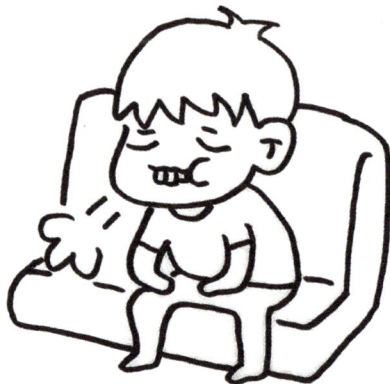

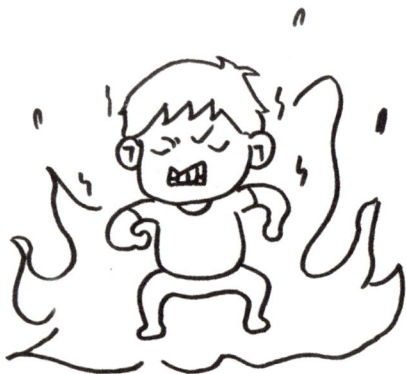

因为我的牙不齐，门牙突出来了，他们给我起外号，叫我"小龅牙"，我很生气！

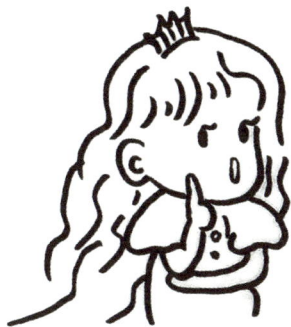

你这是错殆畸形，要尽快做牙齿矫正！

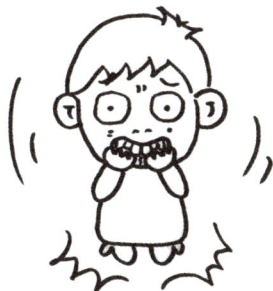

听说带牙套就像孙悟空戴了紧箍咒，我怕疼！

#@*&¥$～

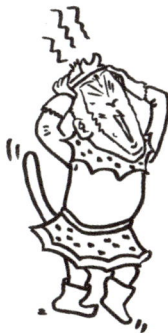

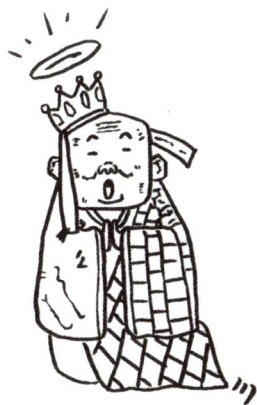

我还听说……

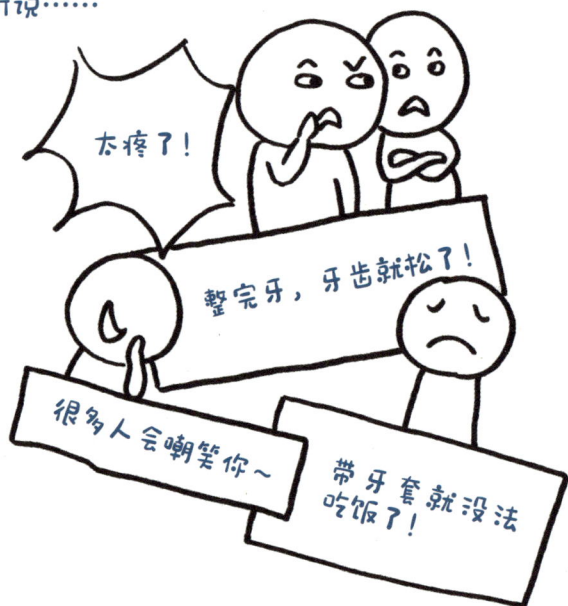

太疼了!

整完牙，牙齿就松了!

很多人会嘲笑你～

带牙套就没法吃饭了!

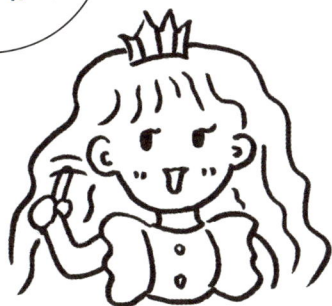

现在的矫治技术特别先进，非常安全和舒适！偶尔感到酸胀和咬合无力也是暂时的，都是可以承受的。

不会！

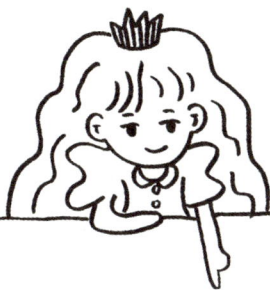

错𬌗畸形

错𬌗畸形是指颌骨和牙齿位置的异常，简单说就是牙齿"歪七扭八，里出外进"。

牙齿矫正原理

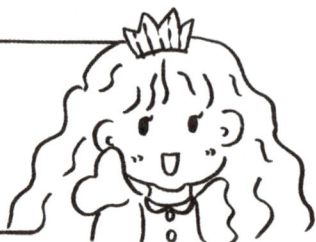

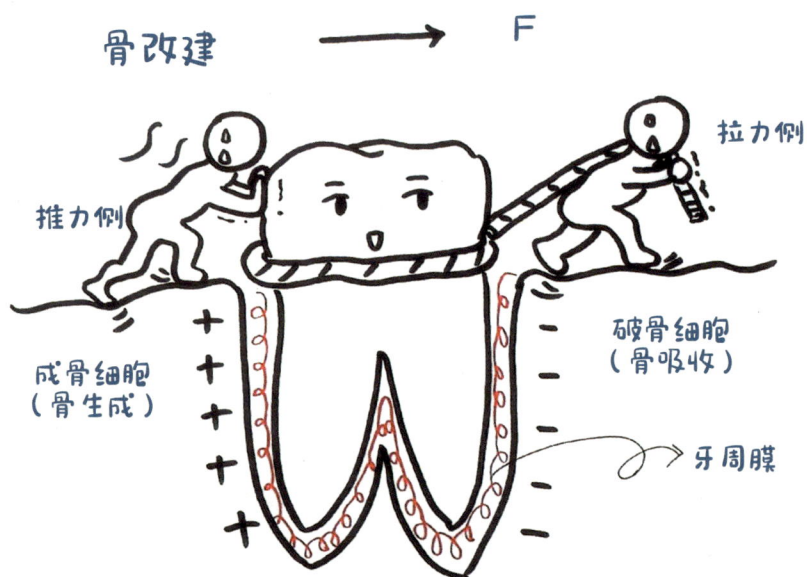

骨改建　　　———→　F

推力侧

拉力侧

成骨细胞
（骨生成）

破骨细胞
（骨吸收）

牙周膜

错𬌗畸形病因

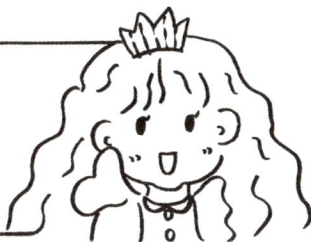

1. 遗传

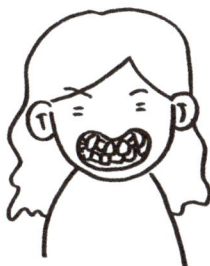 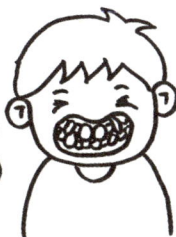 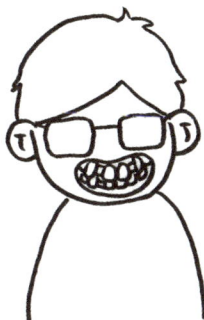

妈妈　　　　　西瓜　　　　　爸爸

2. 妊娠期母体疾病

营养不良　　　　　　　　　　传染病

呕吐　　　　　　　　　　　　发热

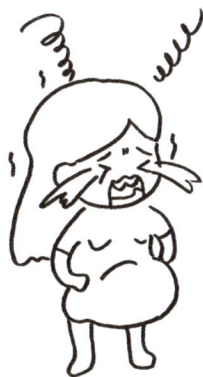

内分泌失调　　　　　　　　　中毒

3. 儿童时期的急、慢性病

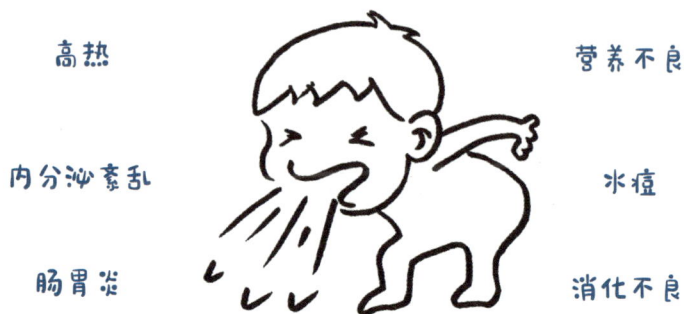

高热

内分泌紊乱

肠胃炎

营养不良

水痘

消化不良

4. 替牙期的局部障碍

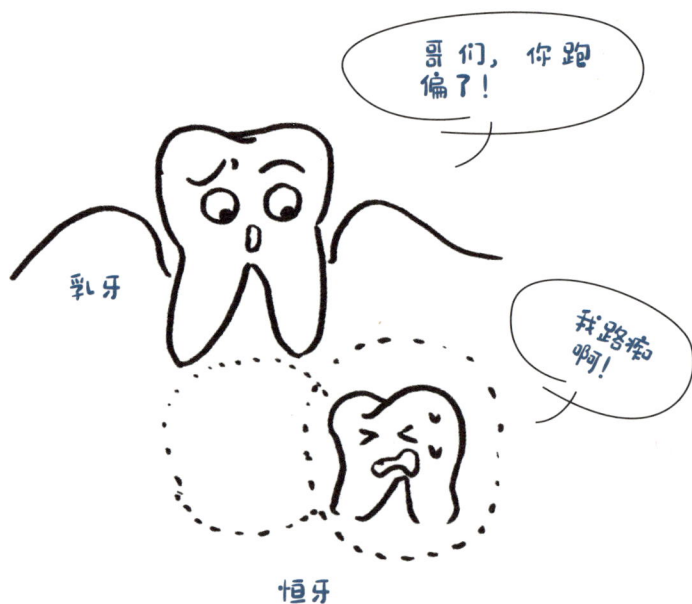

哥们，你跑偏了！

乳牙

我路痴啊！

恒牙

5. 不良习惯

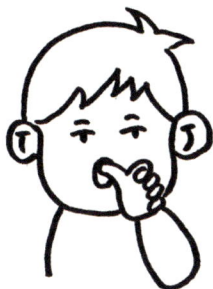

咬手指

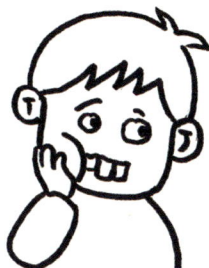

托腮

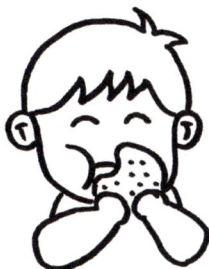

偏侧咀嚼

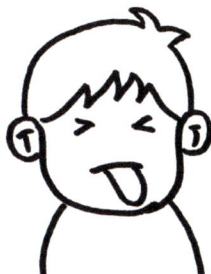

吐舌

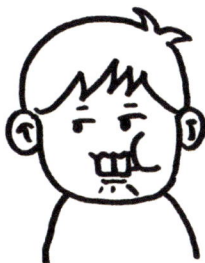

咬下唇

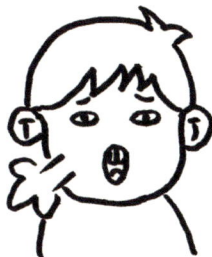

口呼吸

错𬌗畸形分类

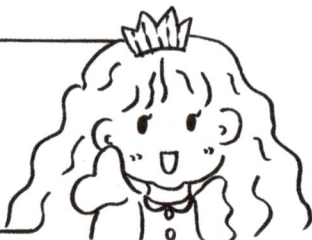

1. 个别牙的扭转和错位

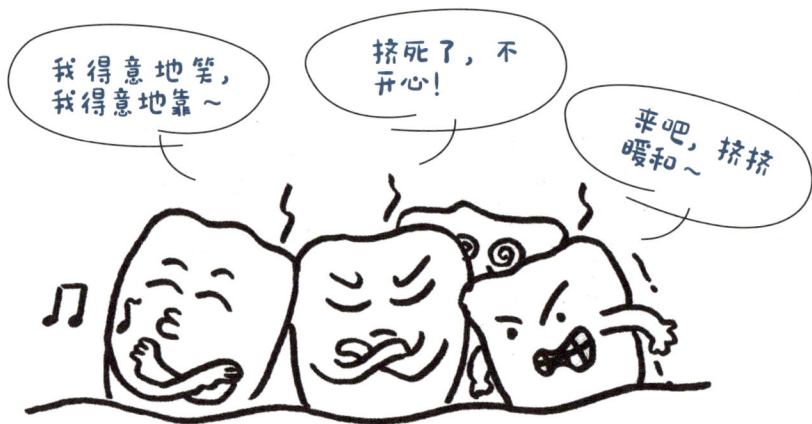

2. 牙列拥挤

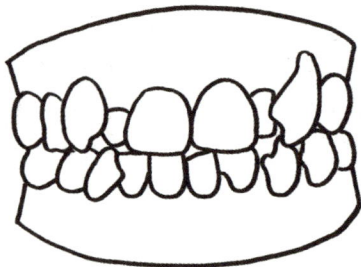

3. 牙齿稀疏

说话漏风　咬字不清　吃饭塞牙

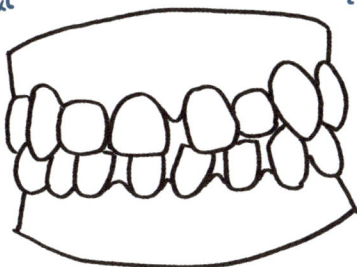

4. 上牙前突（龅牙）

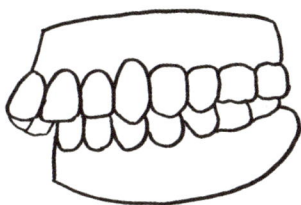

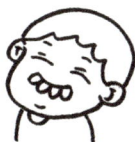

5. 下牙前突（地包天，兜齿）

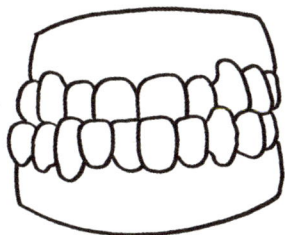

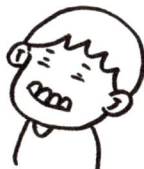

6. 开𬌗

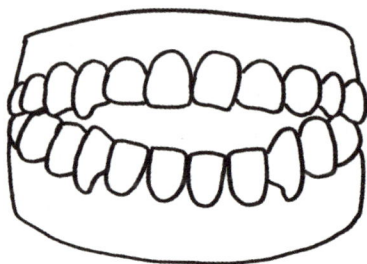

7. 牙弓狭窄

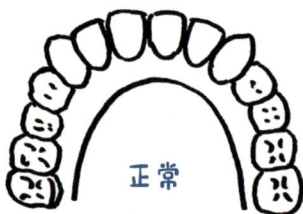

正常

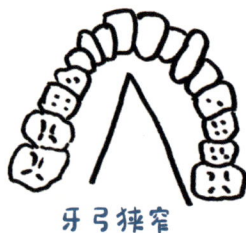

牙弓狭窄

8. 偏𬌗

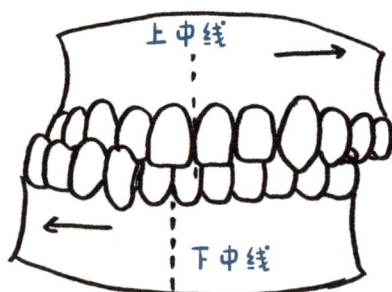

上中线

下中线

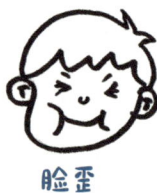

脸歪

错𬌗畸形面型

正常　　突面型（龅牙）　　凹面型（地包天）

鼻尖

颏点

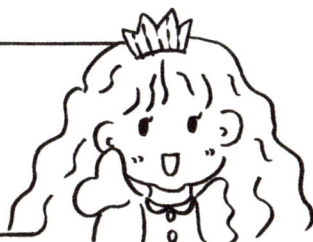

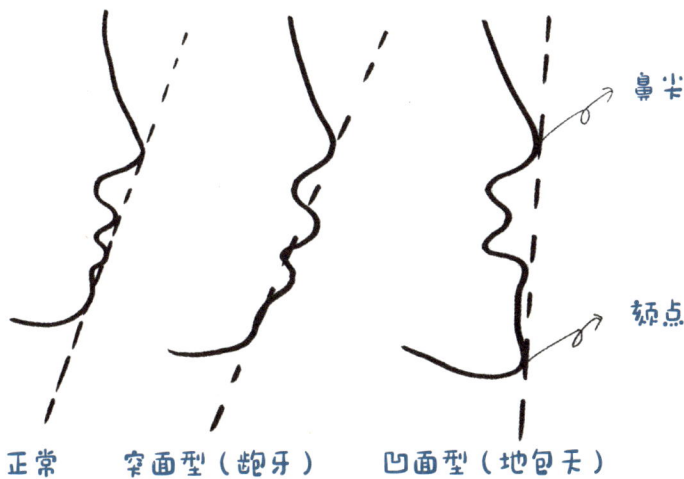

　　虚线为鼻尖到颏点的连线。正常情
况下，上唇应该搭在这条线上。

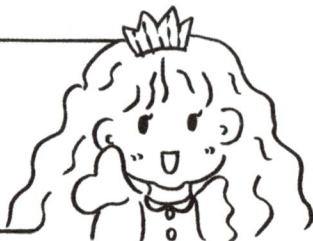

牙齿矫正最佳年龄

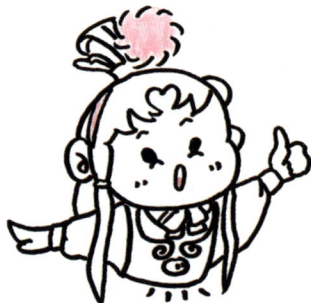

男孩：13 岁

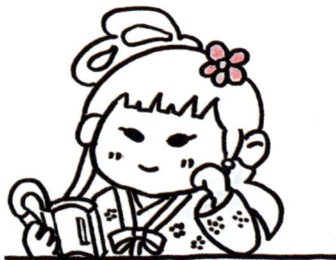

女孩：12 岁

　　如果存在骨骼的问题，如地包天、龅牙、牙弓狭窄等，越早矫正越好。

错殆畸形危害

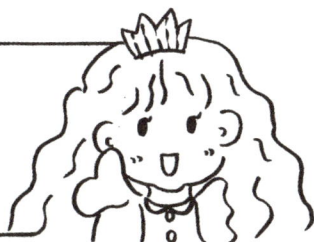

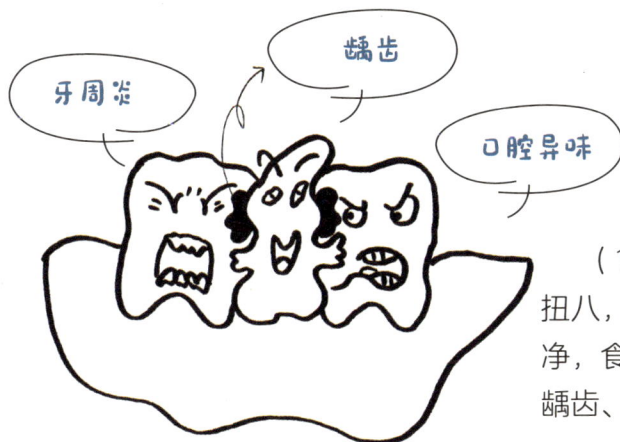

牙周炎

龋齿

口腔异味

（1）牙齿歪七扭八，不容易刷干净，食物嵌塞导致龋齿、牙周炎等。

口呼吸

颞下颌关节紊乱

说话漏风

偏侧咀嚼

（2）咬合关系不好，会影响发音，影响咀嚼功能，还会改变呼吸方式。

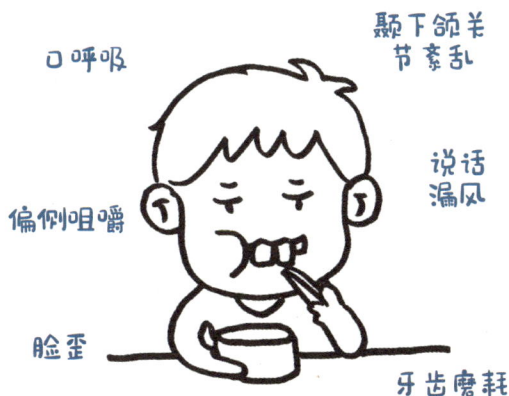

脸歪

牙齿磨耗

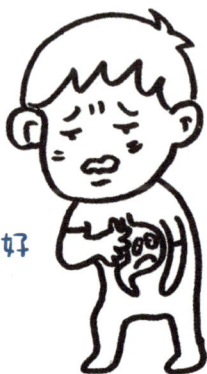

心情不好

胃口不好

各种不好

（3）引起消化系统疾病。

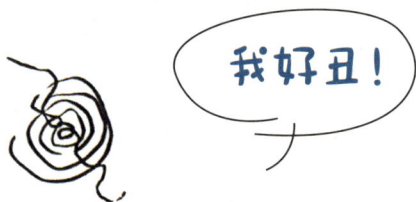

我好丑！

（4）牙不好看会影响整个人的形象，产生不自信和过于敏感的性格。

怀疑

责怪

否定

贬低

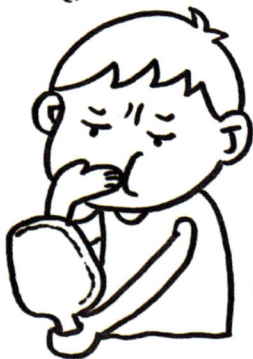

口腔正畸相关疼痛的处理方法

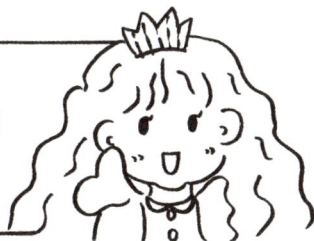

（1）矫正时口腔卫生差，会引起坏牙、牙周炎等疾病，导致疼痛。认真刷牙、漱口、使用牙线可以预防。

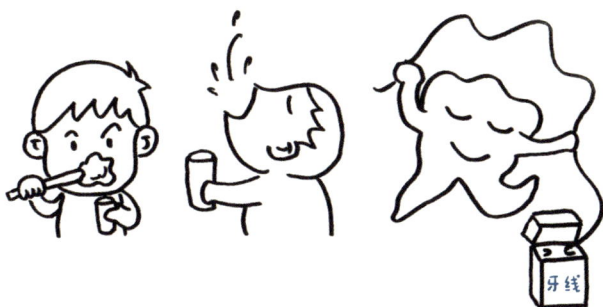

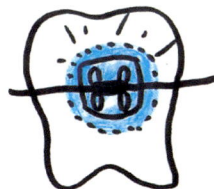

（2）托槽对应处的黏膜有时会发生溃疡，可以用黏膜保护蜡或口香糖，将其放在溃疡对应处的托槽上。

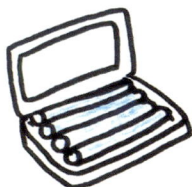

取几毫米保护蜡　　揉成小球　　放在溃疡对应的托槽上

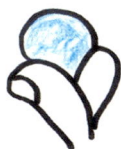

（3）复诊加力后，有时会酸胀，先别吃硬东西，两三天后就好了。

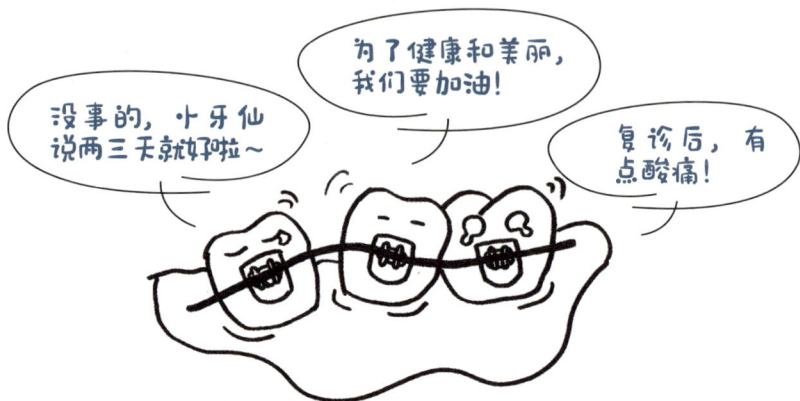

（4）打种植钉会有隐隐不舒服，第二天就会好，可以吃止痛药。

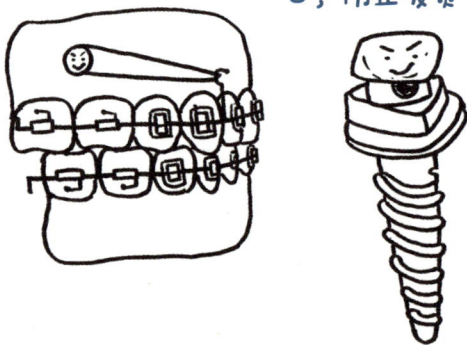

在口腔里，因为前面是口裂（是空气），后面是骨头，所有的力都是向前的。为了预防牙齿向前突，通常会使用一种向后的力——种植支抗，就像马桩一样，可以把所有的马都拴住，不许往前跑，还能把马都拉回来。

（5）当牙量多、骨量少，造成拥挤和前突时，会拔掉四颗牙，通常在第四颗和第五颗中选择。

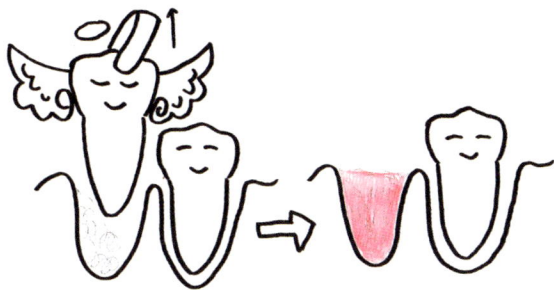

拔牙后当天不许刷牙漱口，可以吃冰淇淋，既能止血又舒服。一般疼痛不严重，几个小时就好，可以吃止痛药。

我就是这条街最靓的仔！

我用了 2 年的时间，做完了牙齿矫正，认真刷牙，按时复诊，一点都不难受，之前的顾虑完全没有必要。大家都夸我变帅了，现在虎子哥他们叫我"帅西瓜"！

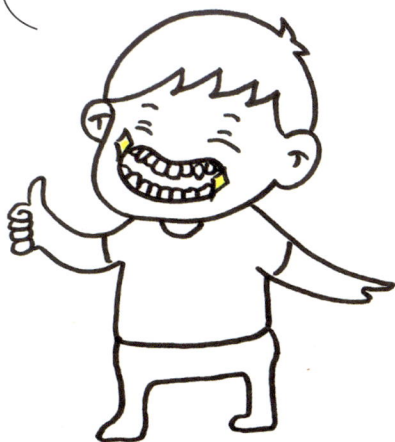

08 口腔镶牙

我听说缺牙会有好多问题呢，你还是去医院看看吧。

我前一阵掉了颗槽牙，岁数大了，掉牙也正常，我不想镶牙了。

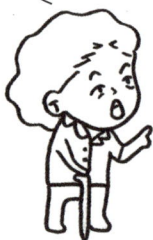

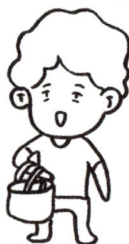

我是西瓜的奶奶，前一阵掉了颗牙齿，我觉得没事。最近聊天，老姐妹们劝我一定要去镶牙。

您别着急，我先帮您做个全面的口腔检查。

医院口腔科

大夫，我这牙掉了，您看看需要镶吗？

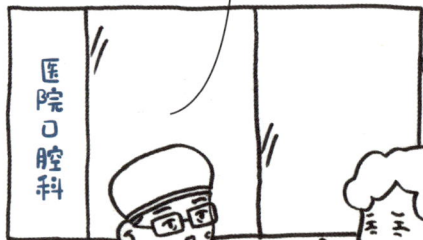

我到了医院，林主任耐心热情地接待了我。

西瓜奶奶，这个想法可不对！

林主任，我不用这边吃饭是不是就行了，忍一忍，等都掉了再镶会更划算吧？

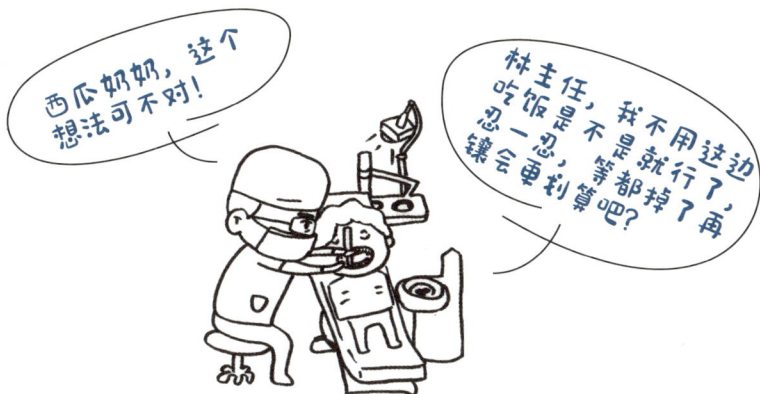

不镶牙的危害

1. 缺牙会导致邻牙倾斜，对牙伸长，咬合错乱。

2. 偏侧咀嚼会导致使用侧牙齿过度磨耗，废用侧牙齿自洁差，易发牙周病、牙体病。还会导致颞下颌关节功能紊乱、脸歪等。

3. 未充分咀嚼的食物会加重胃的负担，引起消化系统问题。

4. 缺牙会影响容貌，导致口角塌陷，面容苍老，心情就不美丽啦！

根据牙周情况及镶牙种类，掉牙后一个月至数月，就可以镶牙了！

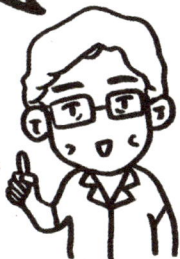

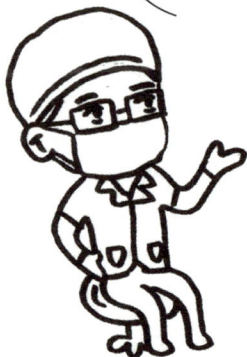

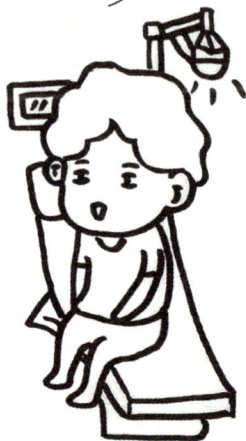

1. 活动义齿

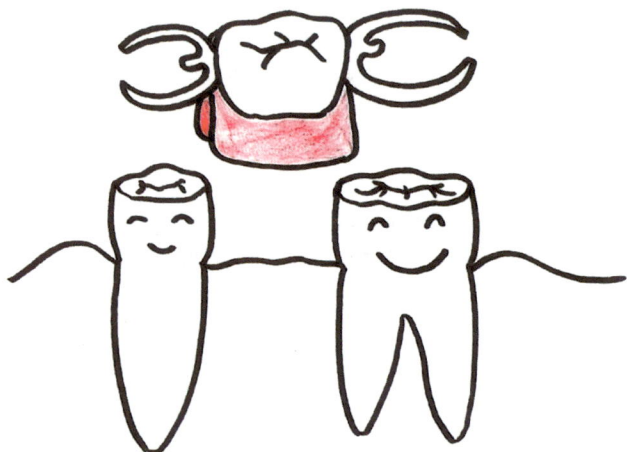

个别牙缺失：牙支持式

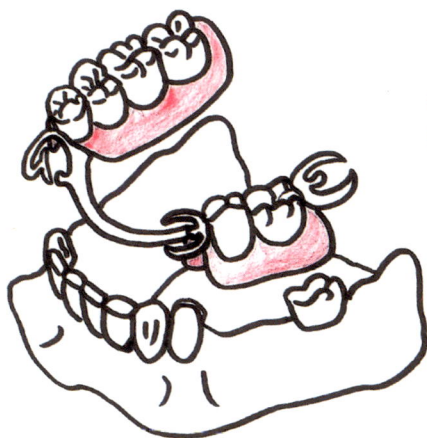

多个牙缺失：黏膜、牙混合支持式

全口牙缺失：黏膜支持式

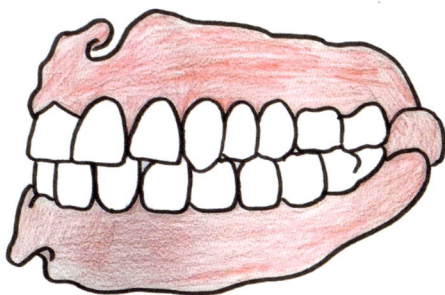

2. 固定义齿

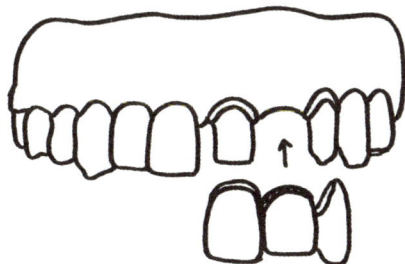

这种方法需要磨好牙，对基牙要求高，随着种植牙的发展，现在逐渐被淘汰，一般不优先考虑。

3. 种植牙

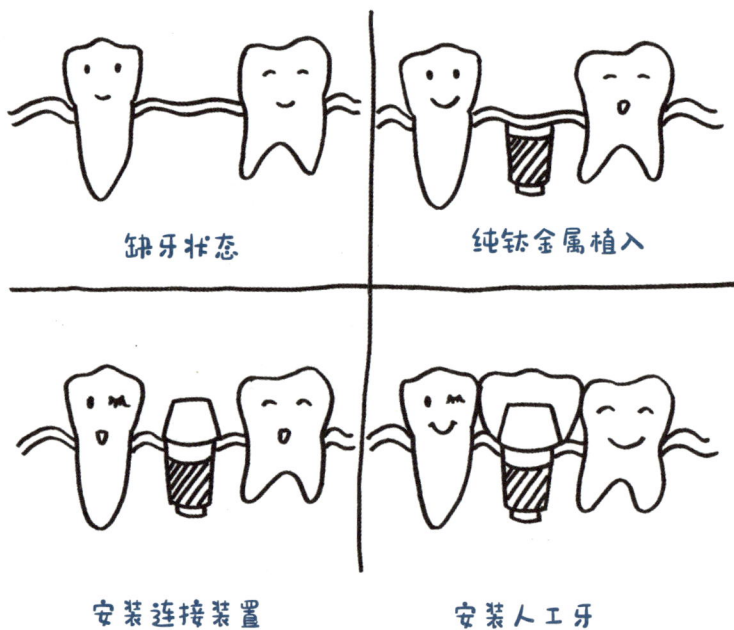

缺牙状态　　　　　　　纯钛金属植入

安装连接装置　　　　　安装人工牙

活动义齿和种植牙的优缺点

类别	活动义齿	种植牙
优点	1.对牙槽骨要求低，能快速镶牙 2.没有创伤 3.价格便宜 4.适用广泛	1.舒适，能模拟真牙的感受 2.美观，完全可以以假乱真 3.方便，不用摘戴 4.恢复邻牙邻接点，自洁性好，独立，真牙无压力
缺点	1.需要每天摘戴、清洗 2.需要磨少量牙，以便固位和就位 3.需要支撑在真牙上，真牙受力大，自洁差 4.异物感强，咀嚼力弱	1.对牙槽骨的条件有要求 2.对糖尿病等全身系统疾病有禁忌 3.需要手术，有创伤 4.费用高

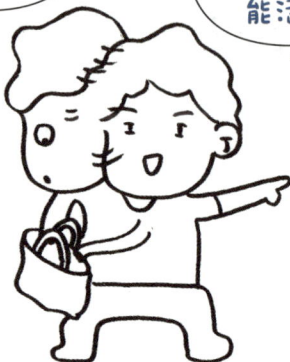

镶活动假牙的步骤

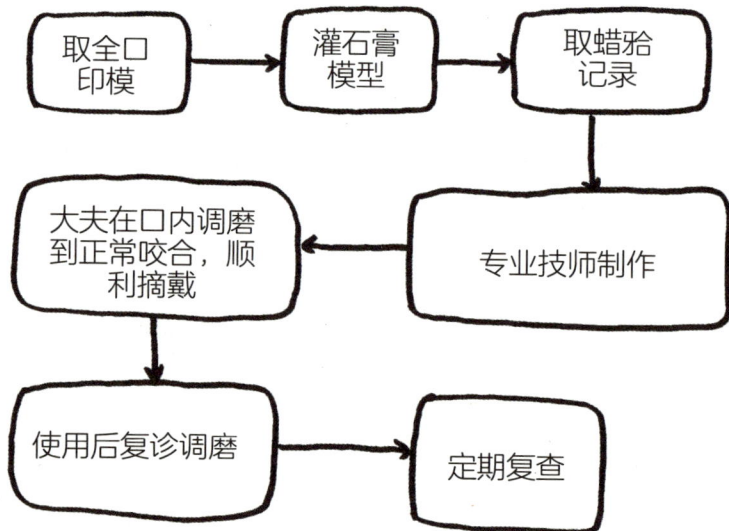

取全口印模 → 灌石膏模型 → 取蜡𬴊记录 → 专业技师制作 → 大夫在口内调磨到正常咬合，顺利摘戴 → 使用后复诊调磨 → 定期复查

佩戴活动义齿的注意事项

1. 用手摘戴，不可以用牙咬戴。

2. 吃东西后，要摘下清洁好再戴入。

3. 夜间要摘下，使牙槽骨和基牙得到休息。

4. 放在凉水里浸泡，不要用开水、强酸、强碱等消毒液腐蚀。

5. 勿吃过硬、过黏的食物。

6. 初戴假牙时，会有异物感，恶心、口水多、发音不清等问题不用担心，坚持使用，症状很快就会消失。

7. 初戴假牙时，会有黏膜压痛的情况，甚至压破，不用担心，及时复诊，医生会在溃疡对应处调磨假牙，压痛会很快消失。

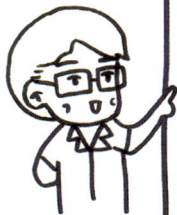

8. 一定要定期复查。

09 口腔溃疡

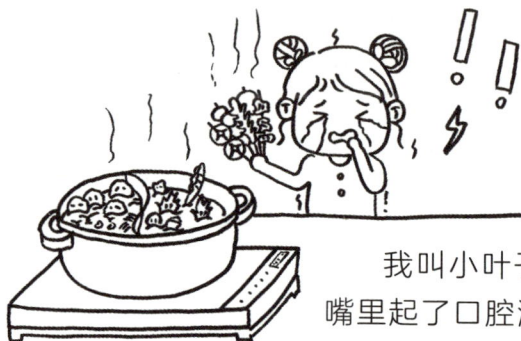

我叫小叶子，最近上火了，嘴里起了口腔溃疡，痛死我了，火锅、麻辣烫，通通不敢吃！

你这是口腔溃疡！

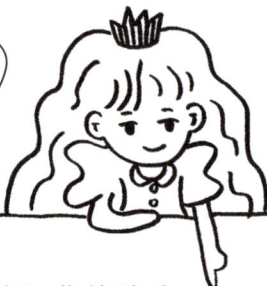

复发性阿弗他溃疡（RAU, ROU）

"阿弗他"是希腊语，疼痛的意思。本病是反复发作的疼痛的溃疡，具有周期性、复发性、自限性等特点。轻的 10 天左右会好，重的几个月会好，有的甚至会留下瘢痕。

临床表现

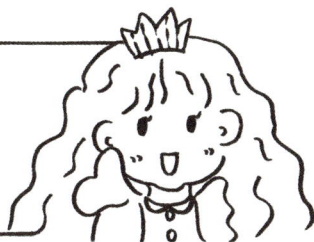

1. 轻型口疮

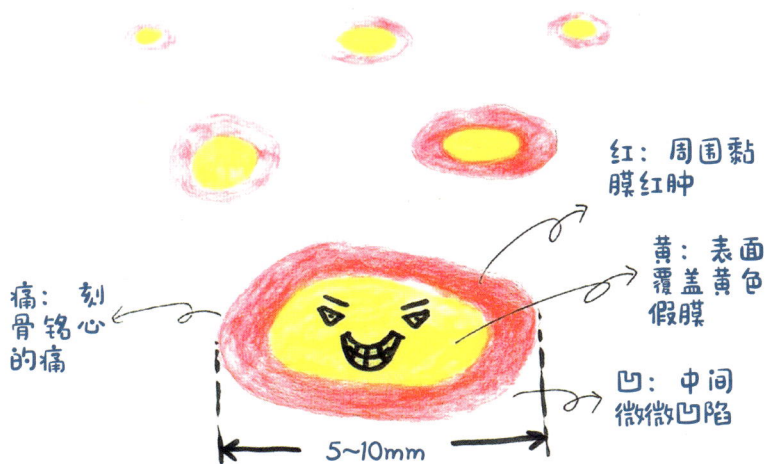

红：周围黏膜红肿

黄：表面覆盖黄色假膜

凹：中间微微凹陷

痛：刻骨铭心的痛

5~10mm

病程 1~2 周，无全身症状
圆形或卵圆形，大小不一。

好发于无角化或角
化差的黏膜（能移动的
黏膜），如颊部和舌部，
很少发生在硬腭和牙龈
（不能移动的黏膜）上。

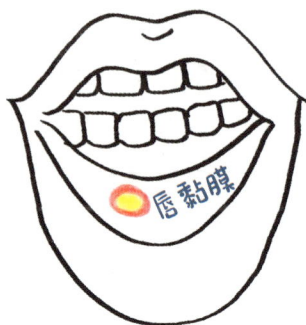

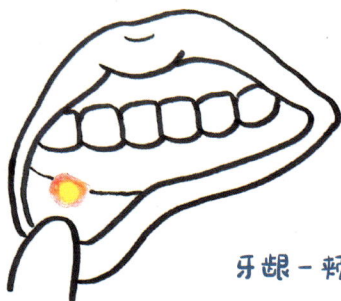

唇黏膜

牙龈－颊黏膜转折处

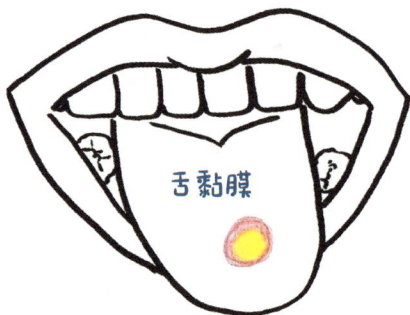

舌黏膜

2. 重型阿弗他溃疡（腺周口疮）

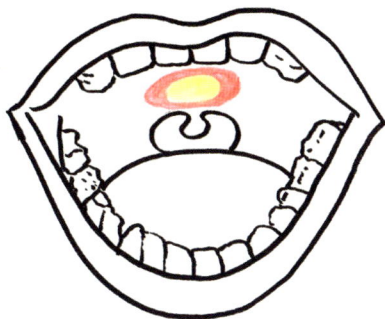

溃疡大而深，直径大于 1cm，病程 1~3 个月，可能有瘢痕。

3. 口炎型口疮（疱疹样阿弗他溃疡）

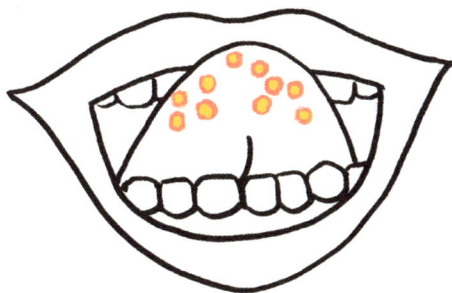

成年女性多见，小而多，直径小于 2mm，伴全身症状：低热、乏力、淋巴结肿大。

病　因

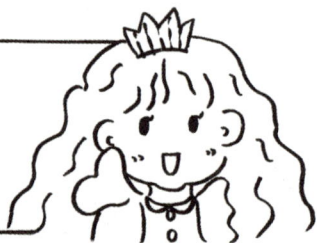

　　复发性阿弗他溃疡是让医生沮丧的疾病，发病率高，疼痛明显，但病因就是说不清楚。

诊断证明

诊断：复发性阿弗他溃疡

病因：不明

建议：忍着

Meng

1. 遗传

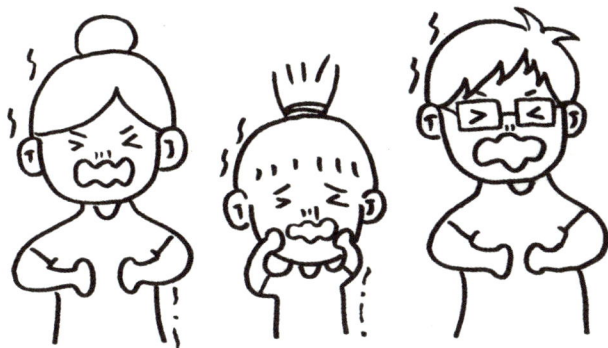

我家溃疡是"祖传"的，一家人痛得整整齐齐！

2. 异常的免疫反应

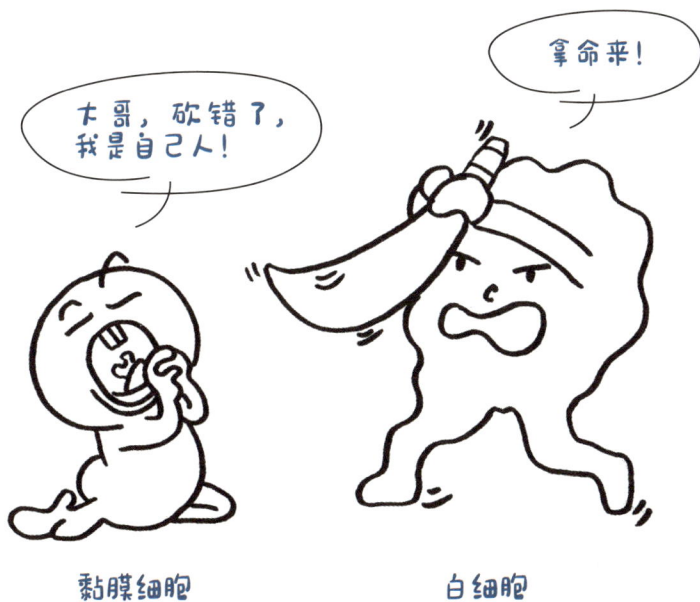

大哥，砍错了，我是自己人！

拿命来！

黏膜细胞　　　　　白细胞

3. 免疫力低下

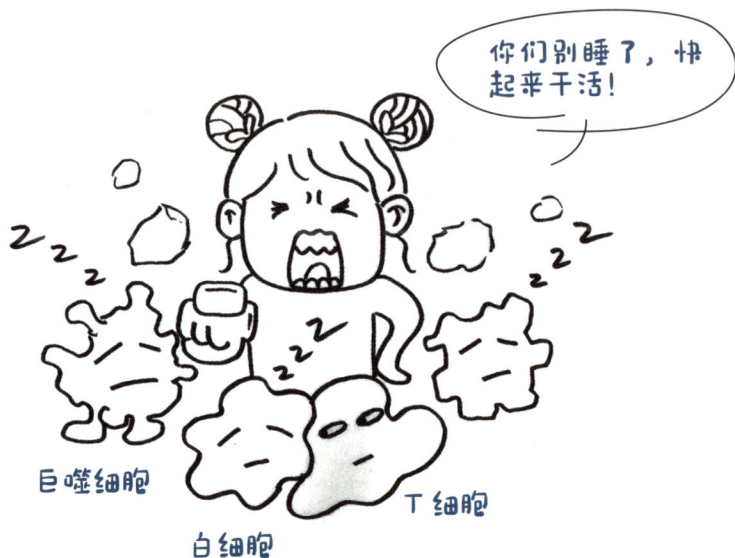

4. 内分泌失调

环境压力、焦虑情绪等。

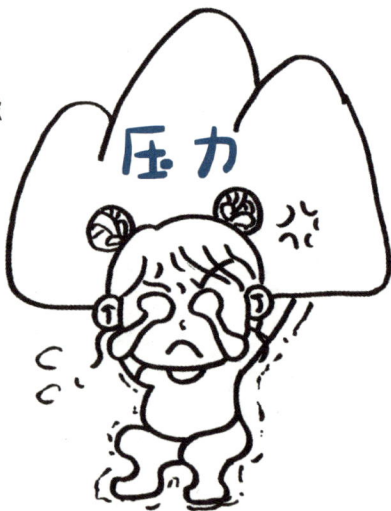

5. 抽烟、喝酒

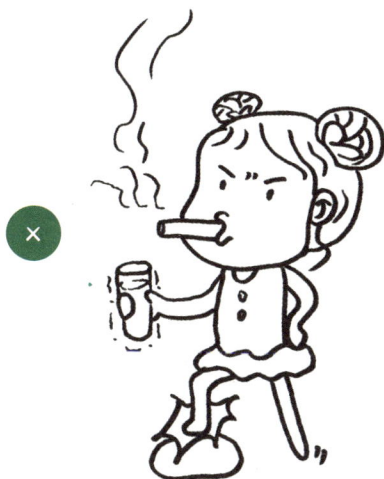

6. 营养

缺乏微量元素。

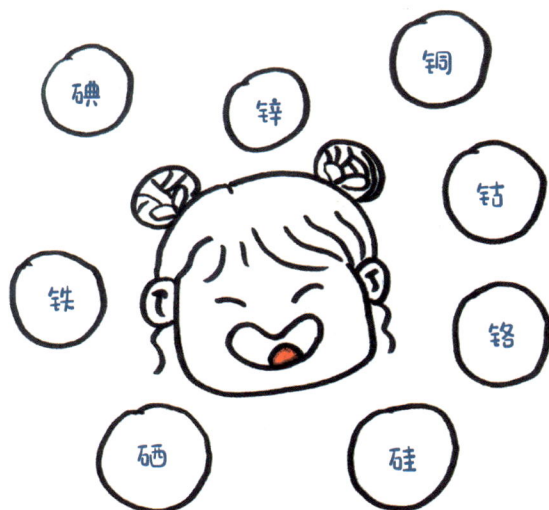

治疗方法

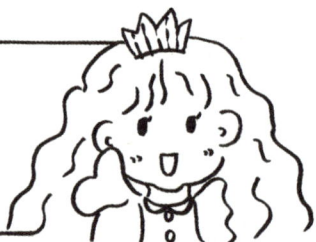

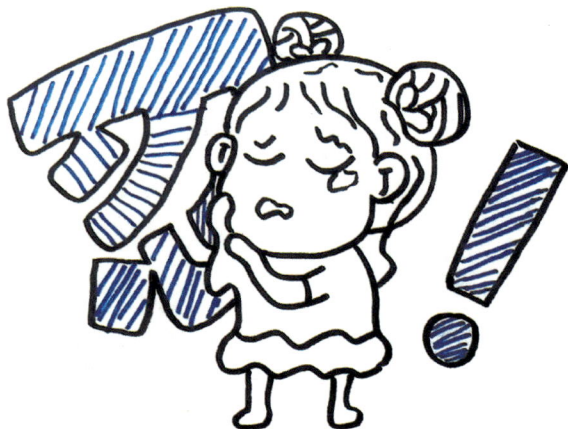

口腔溃疡没有有效的治疗方法，是自限性疾病，"忍"两周就自愈了。但是会复发，好了再犯，犯了再好，反反复复，无穷尽……

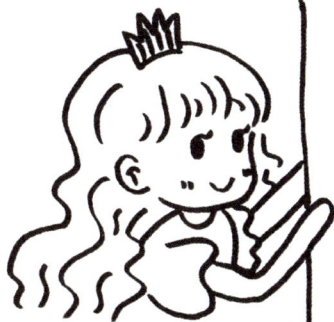

可采取的措施

1. 消炎止痛：溃疡贴、溃疡散、漱口液。

2. 局部封闭治疗：普鲁卡因 + 激素。

3. 全身治疗：病因对症治疗。

缺微量元素就补微量元素，内分泌失调就调整内分泌，戒烟、戒酒。

口腔溃疡食谱

✗ 1. 咸水鸭：太咸

✗ 2. 辣子鸡：太辣

✗ 3. 麻辣香锅、毛血旺：太麻辣

✗ 4. 火锅：太烫

✗ 5. 猪蹄：骨头太硬

√ 6. 醋熘白菜：去掉醋

√ 7. 酸辣萝卜条：去掉酸辣

√ 8. 白粥：放凉了喝

总结：兔子吃啥你吃啥。

10 颞下颌关节紊乱

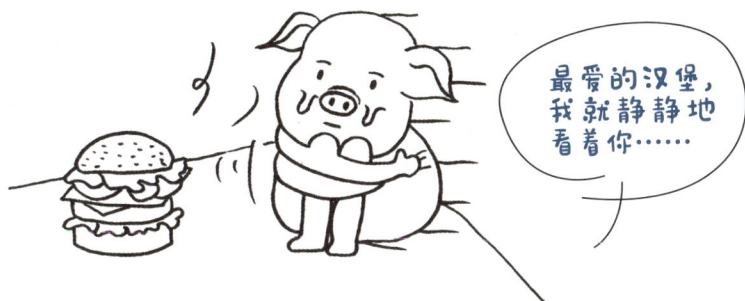

我叫猪小戒，这几天耳朵前面特别疼，都张不开嘴。最爱的汉堡，我只能静静地看着。

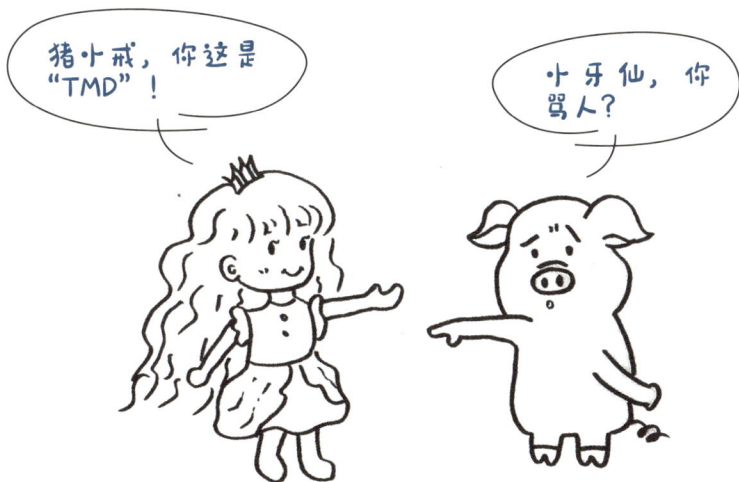

哈哈，让你平时多读书呢，这是英文缩写！

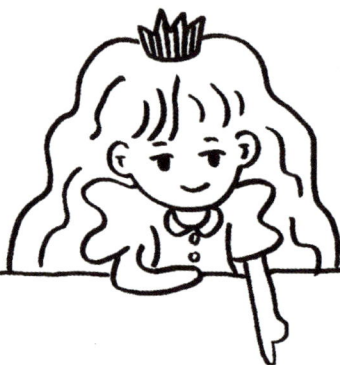

颞下颌关节紊乱

颞下颌关节是位于耳前的一个小关节，它将颅骨与下颌骨连接起来，使下颌可以运动和行使功能，是个灵动的关节，两侧可以同时活动。

这个关节及其周围肌肉有关的疾病被称为颞下颌关节紊乱综合征（TMD）。

颞下颌关节解剖结构

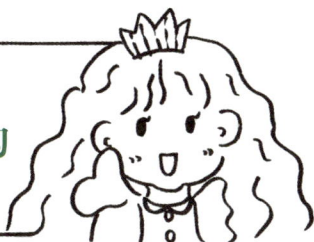

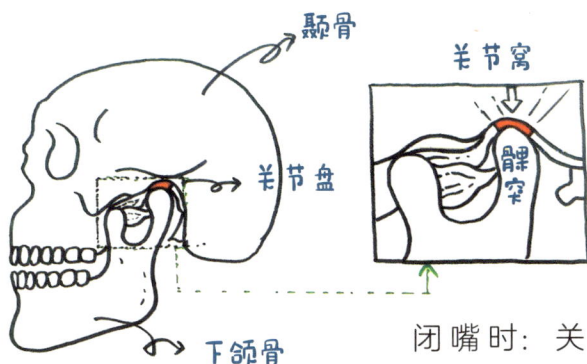

颞骨

关节盘

下颌骨

关节窝

髁突

关节盘：是一块富有弹性的组织，连接颞骨和下颌骨，使他们相对运动。

闭嘴时：关节窝（颞骨）、关节盘、髁突（下颌骨）完美对接。

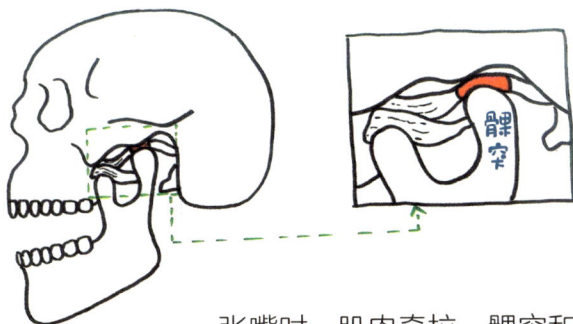

髁突

张嘴时：肌肉牵拉，髁突和关节盘向前滑动。

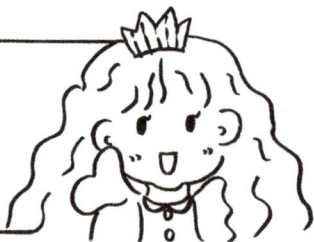

临床表现

1. 弹响

> 我叫关节盘，小小身体，大大力量，吃饭、说话都靠我！

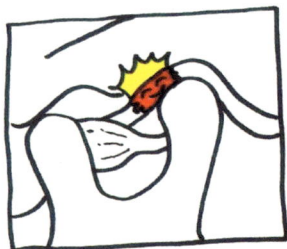

闭嘴时

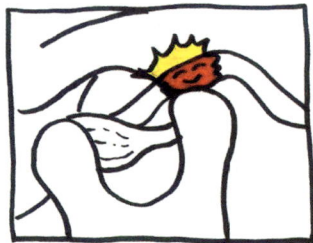

张嘴时

　　闭嘴时，下颌骨（髁突）回来了，关节盘没回来，这时髁突就与关节盘末端的小突起摩擦，产生弹响，张嘴、闭嘴都会响。

2. 疼痛

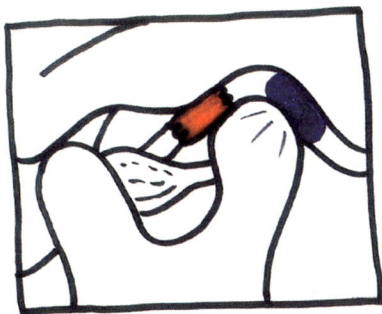

关节是会呼吸的痛，
张嘴时痛，闭嘴时痛，
连沉默都痛～♫

关节盘末端的组织，布满了神经和血管，所以一碰就
会痛。

3. 张口受限

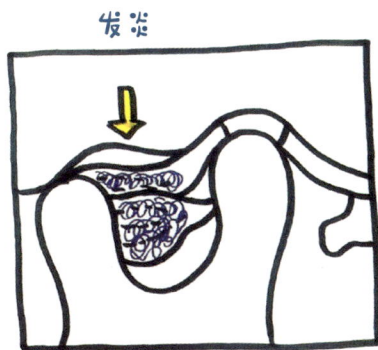

发炎

张不开嘴

管张口的肌肉发炎痉挛了，张口的功能受到影响，就
张不开口了。

病　因

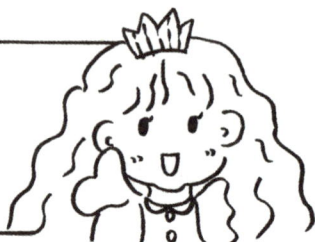

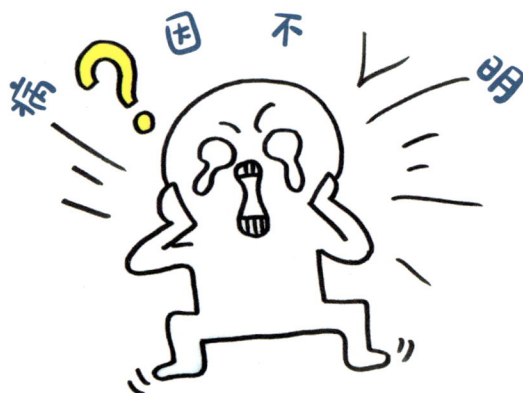

相关因素

1. 焦虑

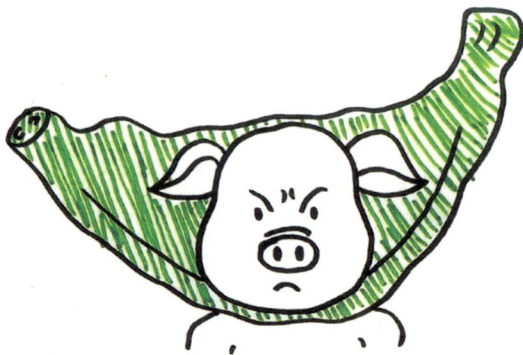

2. 寒冷

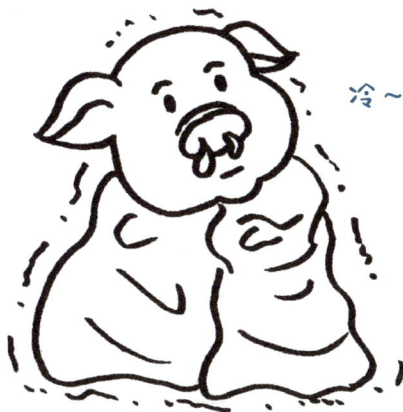

3. 偏侧咀嚼

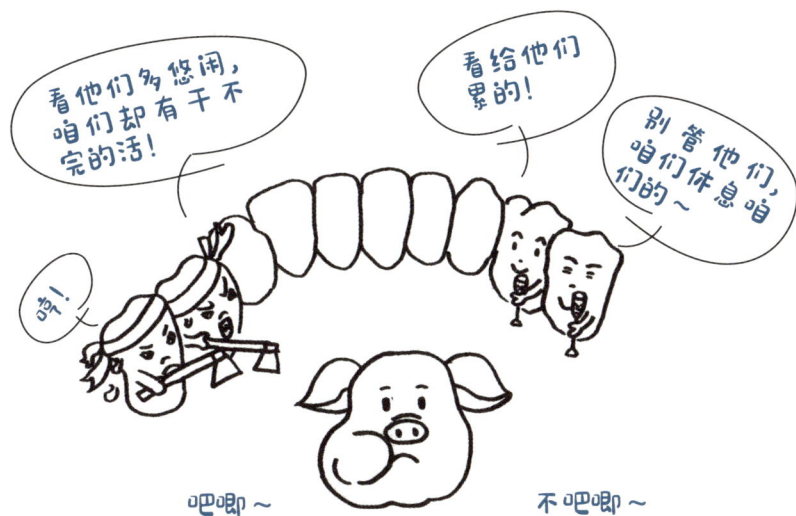

4. 咬硬物

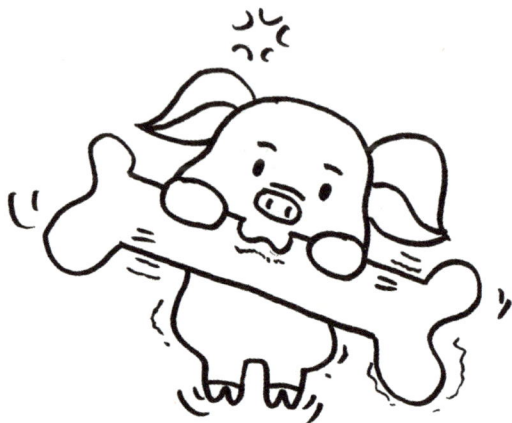

5. 外伤

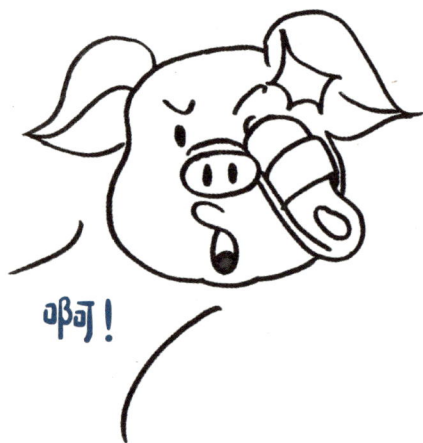

啊！

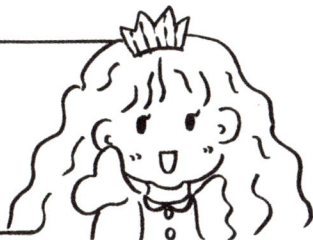

治疗方法

1. 制动

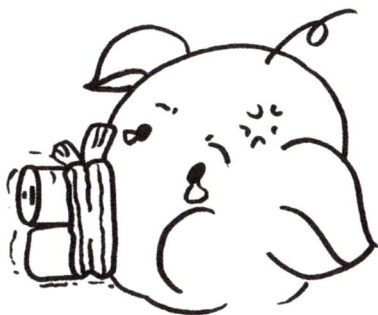

2. 保暖

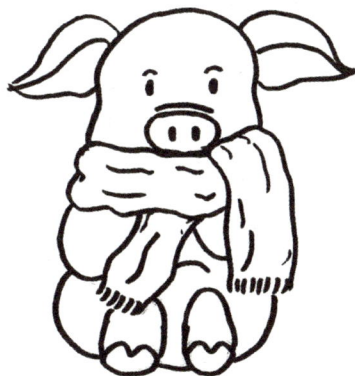

3. 热敷

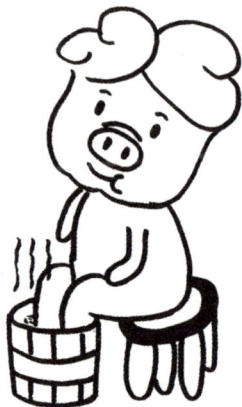

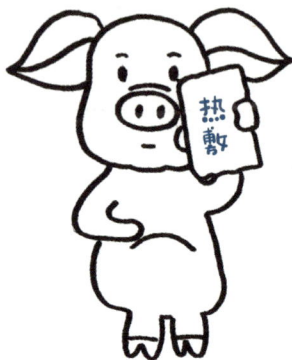

热敷

✕　　　　　　　　✓

4. 吃止痛药

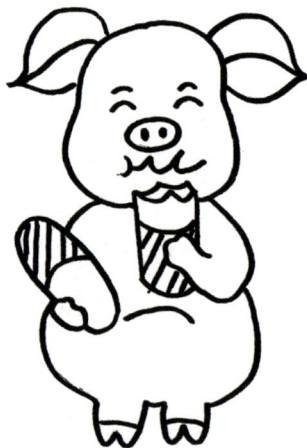

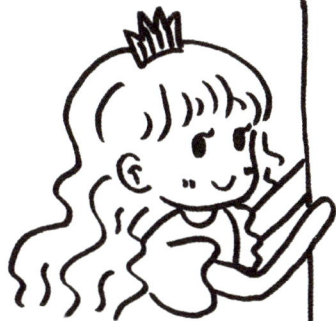

预防

1. 本病通常可以自愈，无须过于担心。

2. 放松心情，好好睡觉。

3. 禁止大张嘴、大笑、打哈欠。

4. 不吃硬物。

5. 做好保暖。

6. 不偏侧咀嚼。

7. 如果迟迟未愈，需要进一步检查。

物来顺应，未来不迎，
当时不杂，既过不恋。

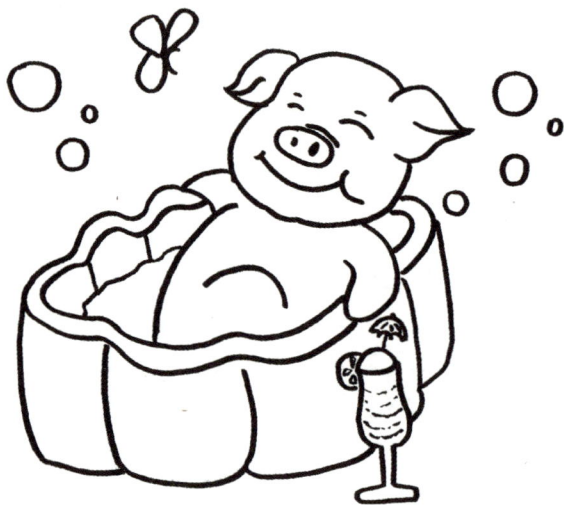